RELATION

DE LA
PESTE DE MARSEILLE,

EN 1720,

ET DE CELLE DE MONTPELLIER,

EN 1629;

Par J.-P. PAPON,

Ci-devant Historiographe de Provence :

SUIVIE

D'un Avis sur les moyens de prévenir la contagion et d'en arrêter les progrès, publié par ordre du Gouvernement.

Prix : 1 *franc*, *broché*.

Et 1 franc 50 centimes, par la poste.

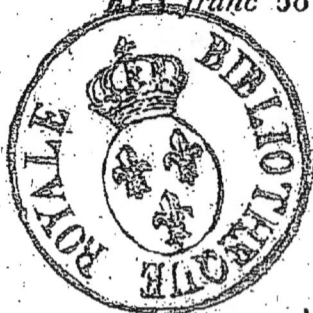

A MONTPELLIER,

Chez Auguste SEGUIN, Libraire, Place-Neuve.

1820.

On trouve chez le même Libraire :

A MONTPELLIER, de l'Imprimerie de J.-G. TOURNEL, place Louis XVI, n.º 57. — 1819.

AVIS
DE L'ÉDITEUR.

———————

Nous avons cru rendre service à l'humanité, en faisant réimprimer la Relation de la peste de Marseille, *par* Mr Papon.

On dira, peut-être, que nous allons répandre l'alarme, en publiant un tel Ouvrage ; mais nous répondrons que cette terrible maladie faisant dans ce moment beaucoup de ravages sur les côtes de Barbarie, et pouvant s'étendre jusques dans nos ports, malgré la surveillance des conseils de santé, il est utile de faire connaître les moyens dont nos ancêtres se sont servis pour se préserver ou se guérir de cet épouvantable fléau.

Au reste, cette Relation ne traite pas seulement des effets désastreux de la peste ; elle nous signale le zèle des personnes charitables qui se sont dévouées pour leurs compatriotes dans ces temps de calamité, parmi lesquelles M.ʳ de Belzunce, *Evêque de Marseille*, brille d'un si grand éclat.

RELATION

DE LA

PESTE DE MARSEILLE,

EN 1720.

C'EST une chose assez généralement reconnue, que dans tous les pays sujets à la peste, les gens du peuple en sont les premiers atteints à cause de leur vie errante et inconsidérée.

Dans le Levant, la maladie adoucie par la transpiration, leur laisse communément la force de travailler, et la plupart gagnent leur vie à arranger les marchandises, à les remuer, à les emballer, tandis qu'ils sont tout en sueur. Quelquefois même, comme ils n'ont ni lit ni maison, ils couchent dans les magasins, sur les marchandises même, ayant encore leurs plaies fluantes, et les pénètrent du venin contagieux. C'est de cette manière qu'avaient été infectées les marchandises que le capitaine Chataud apporta de Leyde et de Tripoli de Syrie à Marseille, le 25 Mai 1720.

En partant de Tripoli, il avait été forcé de prendre quelques Turcs pour les passer en Chypre, et on lui avait donné patente nette; c'est-à-dire, qu'on y déclarait que dans ces deux villes il n'y avait aucun soupçon de mal-contagieux, quoique la peste y fît des ravages.

Un des Turcs que le capitaine avait sur son bord tomba malade, et mourut peu de jours après. Deux matelots furent chargés de le jeter à la mer. Ils eurent à peine touché le cadavre, que le maître du navire, communément appelé le *Nocher*, leur ordonna de se retirer, et laissa aux Turcs le soin de rendre ce dernier devoir à leur compatriote : les cordes qui servirent à le traîner furent aussi jetées à la mer, ainsi que ses hardes.

Les deux matelots qui l'avaient touché ne tardèrent pas d'être frappés de mort. Deux autres les suivirent de près, et le chirurgien qui les avait traités eut le même sort.

Le capitaine, saisi de frayeur, se sépara du reste de l'équipage, et se retira à la poupe, d'où il donnait ses ordres pour le gouvernement du vaisseau. Il voguait ainsi vers les côtes de Provence, lorsque trois autres matelots tombèrent malades : ce qui l'obligea de relâcher à Livourne, où ils moururent de la même manière que ceux dont je viens de parler.

Le médecin et les chirurgiens qui les avaient traités, déclarèrent qu'ils étaient morts d'une fièvre maligne *pestilentielle*. Chataud remit à la voile ; et en arrivant à Marseille, le 25 Mai, il donna le certificat aux intendans de la santé, auxquels il avoua qu'il était mort quelques hommes de son équipage, sans leur dire qu'il les soupçonnait d'avoir été attaqués de la peste.

Dans ce temps-là, on envoyait dans une

île déserte, appelée *Jarre*, située aux environs de la ville, les navires soupçonnés de contagion, et qui, dans la traversée, avaient perdu, par la maladie, quelques hommes de l'équipage. Ici plusieurs raisons exigeaient qu'on ne s'écartât pas de ce réglement. Mais, soit indifférence, soit raison d'intérêt, les intendans de la santé se contentèrent de faire déposer les marchandises aux infirmeries, au lieu de les mettre en sereine sur le vaisseau, jusqu'à ce qu'on fût assuré qu'elles n'avaient pas la peste.

Deux jours après, c'est-à-dire le 27 Mai, tandis qu'on travaillait au débarquement, il mourut encore un matelot. Cet accident, qui aurait dû réveiller l'attention des administrateurs, après tout ce qui s'était passé, ne fit sur eux qu'une légère impression. Ils se bornèrent à prolonger la quarantaine, en décidant qu'elle commencerait du jour où l'on débarquerait la dernière balle de marchandise. Le mort fut porté aux infirmeries, et visité par le chirurgien ordinaire, qui déclara n'avoir trouvé aucune trace de contagion.

Le dernier du mois, il entra dans le port trois autres navires venant des mêmes lieux. Il en arriva un quatrième, le 12 Juin; ils avaient tous patente brute, ce qui voulait dire que dans le lieu de leur départ, il y avait des soupçons de peste: ils n'en furent pas moins traités avec la même indulgence que le premier; car on se contenta de faire débarquer leurs marchandises aux infirmeries, sans les mettre en sereine sur le vaisseau. La maladie et la mortalité régnaient toujours sur le bord du capitaine Chataud. Le garde qu'on mit, suivant l'usage, sur le navire durant la quarantaine, mourut le 2 Juin. Le 23, un des mousses tomba malade, ainsi que deux portefaix employés à la *purge* des marchandises : ces trois hommes furent enlevés dans l'espace de trois jours ; et soit qu'on n'eût pas assez d'expérience pour distinguer les caractères de la maladie, soit que le chirurgien, d'accord avec les propriétaires du navire, ne voulut pas dire ce qu'il pensait, il déclara qu'il ne voyait dans ces accidens que les effets d'une maladie ordinaire ; mais il porta bientôt la peine de son ignorance ou de son infidélité, car il mourut avec toute sa famille, victime du mal contagieux.

Ces morts précipitées firent enfin impression sur les intendans, qui renvoyèrent à l'île de *Jarre* les quatre navires venus du Levant, pour y recommencer la quarantaine. Ils firent aussi renfermer dans l'enclos des marchandises, les portefaix destinés à les purifier. Deux d'entre eux furent attaqués, le 5 Juillet, d'une maladie qui se manifesta par des tumeurs sous les aisselles. Ces symptômes, auxquels il était difficile de se méprendre, ne dissipèrent point l'erreur du chirurgien ; il s'obstina à dire, qu'il n'y voyait aucune apparence de contagion : un troisième portefaix tombe malade le lendemain, et il lui sort un bubon. Alors les intendans alarmés commencent à se défier du chirurgien, et en font venir deux autres de la ville qui, après avoir visité les malades, déclarent qu'ils sont atteints de la peste. Leur mort, arrivée

le 9 de Juillet, donna au rapport des chirurgiens le dernier degré de certitude.

Une autre faute qu'on fit, et que les circonstances rendaient inexcusable, est que les
passagers, arrivés sur les vaisseaux attaqués
de la contagion, ceux même que le capitaine
Chataud avait sur son bord, furent renvoyés le
14 Juin, après dix-neuf jours de quarantaine,
sans qu'on prît d'autres précautions que de
les faire passer eux et leurs hardes, par une
fumigation un peu plus forte qu'à l'ordinaire.
Tout cela se passait aux infirmeries dans le
plus grand secret, et l'on ignorait dans la
ville que la peste y fermentât avec tant de
force, et que déjà elle se fût glissée parmi
les habitans, à la faveur de ces passagers
qui, sans le savoir, portaient dans leur sein
les traits dont la mort devait bientôt frapper
un si grand nombre de victimes.

Je remarquerai en passant, que l'année
1719 avait été fort stérile; que le blé, l'huile
et le vin avaient manqué; que les chaleurs
de l'été avaient été excessives; que des pluies
continuelles avaient succédé aux chaleurs, et
que les vents d'ouest avaient soufflé avec
violence. Les subsistances furent donc insuffisantes en 1720, et la mauvaise nourriture
avait disposé les corps à recevoir avec facilité
le levain pestilentiel, lorsque le capitaine
Chataud l'apporta du Levant.

En effet, la maladie, après le peu de soin
qu'on avait eu de l'arrêter, se montra dans
trois différens endroits de la ville; mais ce
fut d'une manière si déguisée, que les gens
de l'art la méconnurent encore.

Il n'y eut que MM. Peyssonel père et fils, médecins, qui la soupçonnèrent, et en avertirent les échevins. Ces magistrats sentirent que, puisque des accidens semblables arrivaient simultanément dans des rues éloignées les unes des autres, il fallait que l'ennemi caché occupât toute la ville, sans qu'on eût les moyens de l'attaquer et de le cerner dans les réduits obscurs, où il agissait sourdement. Cette idée les effraya, mais ils n'osèrent pas la manifester, de peur de jeter l'alarme dans la ville. Ils se bornèrent donc à quelques mesures de prudence, qui, jointes aux bruits rassurans qu'on faisait courir, et à la circonstance, heureuse de ne point entendre parler de mort durant plusieurs jours, tranquillisèrent le public toujours ingénieux à se flatter, et facile à se prévenir.

Mais le fléau, qui se jouait des précautions des uns et de l'incrédulité des autres, pullulait secrètement dans la rue où il avait d'abord commencé : bientôt même il se glissa dans d'autres rues où plusieurs personnes tombèrent malades. Le médecin Sicard les ayant visitées, leur trouva la fièvre et des symptômes de malignité qui le frappèrent, tels que des charbons et des bubons. Ils moururent dans la nuit; d'autres malades leur succédèrent avec les mêmes symptômes, dans la même rue, et dans les rues voisines : ce qui le convainquit que c'était la peste; et il en avertit les échevins le 18 Juillet.

Il semble que ces magistrats, sur un avis de cette importance, donné par un homme de l'art, qui suivait la maladie avec attention, auraient dû prendre les précautions nécessaires pour en arrêter les progrès. Au lieu d'une détermination si sage, que les circonstances commandaient, ils firent visiter les malades par un chirurgien qui, soit ignorance, soit jalousie, déclara qu'ils n'avaient qu'une fièvre vermineuse; ainsi, les communications furent rétablies avec les pestiférés, auxquels on porta les sacremens; et on les enterra avec les cérémonies ordinaires, comme si leur maladie et leur mort n'étaient que les effets du dérangement de la saison ou d'une mauvaise nourriture.

Cette conduite des échevins, qui préférèrent l'avis d'un chirurgien à celui d'un médecin, piquèrent celui-ci et ses collègues, qui pour ne pas s'exposer à la même mortification, gardèrent pour eux leurs observations, et laissèrent à la peste la liberté de se propager. C'est ainsi qu'elle se répandit à Venise en 1576; à Malte, en 1675, et à Florence, en 1630, lorsque les médecins disputaient pour savoir si la maladie, qui emportait en peu de jours tous ceux qu'elle attaquait, était la peste ou une fièvre maligne : les timides magistrats se déclaraient toujours pour la négative, de peur d'effrayer le peuple.

En condamnant la faiblesse des médecins de Marseille, qui n'eurent pas le courage de faire triompher la vérité, je sens pourtant que la peste étant un fléau tout nouveau pour la génération présente, l'ignorance des gens de l'art était jusqu'à un certain point excusable; et que les Marseillais devaient avoir plus de penchant à se rassurer qu'à s'effrayer. Les échevins connaissant cette disposition des esprits, adoptèrent légèrement toutes les raisons plausibles de la flatter, sans prévoir les maux incalculables qui naîtraient de leur faiblesse, dans un temps où il aurait fallu opposer la plus grande fermeté et la plus grande vigilance à l'activité d'une maladie, qui avait la rapidité du feu. Mais comment le parlement, le commandant et l'intendant de la province abandonnèrent-ils à la négligence et à l'impéritie des magistrats de Marseille, le soin d'arrêter les progrès du mal? Si, à la première nouvelle qu'ils eurent, que la contagion était dans cette grande ville, ils y avaient envoyé des médecins pour se consulter avec ceux qui y étaient; si par des ordres sévères ils avaient défendu toute communication avec les rues et les maisons suspectes, ils auraient conservé à l'état une infinité de citoyens utiles. Mais en réfléchissant sur ce qu'on aurait dû faire et sur ce qu'on ne fit pas, on se dit, avec quelques anciens poëtes, que quand les Dieux veulent envoyer un fléau sur la terre pour la châtier, ils ôtent aux chefs le courage et la prévoyance.

Cette négligence fut cause que le fléau prit de nouvelles forces. Il emporta dans la seule rue de l'Escale, quatorze personnes le 23 Juillet, et en frappa plusieurs autres qui périrent le surlendemain. Cette mortalité répandit la consternation dans la ville. Les magistrats commirent encore leur chirurgien de confiance pour visiter les malades. Ils lui donnèrent pour adjoint le médecin Peyssonel père; celui-ci ne leur dissimula pas que c'était la peste qui faisait tous ces ravages.

L'autre, aveuglé par son ignorance, ou plutôt obstiné dans sa mauvaise foi, persista à dire que la maladie n'était point contagieuse, et cependant il ne touchait point les malades, et ne leur parlait que de loin. Mais, pour cette fois, son avis ne produisit pas son effet; on mit des gardes aux avenues de la rue infectée, et on en enleva les malades qu'on transporta aux infirmeries, avec les personnes qui avaient habité les mêmes appartemens.

Cette opération se fit secrètement, pendant la nuit, pour ne pas alarmer le peuple déjà effrayé par tant de morts inopinées; mais l'heureuse indiscrétion de Peyssonel fils prévint les maux, que la timide circonspection des échevins pouvait causer dans toute la Provence.

Ce jeune médecin fut chargé de visiter les malades avec un chirurgien de la ville, lorsque son père, accablé d'infirmité, fût obligé de renoncer à cette périlleuse fonction. Sa sensibilité ne lui permit pas d'user d'une discrétion dont son âge d'ailleurs le rendait incapable : à peine s'aperçut-il que la peste fomentait dans le sein de sa patrie, qu'il le dit tout haut, et l'écrivit même dans les villes voisines, qui prirent aussitôt l'alarme, et s'interdirent tout commerce avec les Marseillais.

Le parlement sortant enfin de sa trop longue sécurité, avait donné, le 2 Juillet, un arrêt fulminant qui défendait toute communication entre les habitans de la province et ceux de Marseille, sous peine de mort. Mais il y avait déjà près d'un mois que la peste avait infecté, d'un poison lent et secret, plusieurs particuliers qui étaient sortis de la ville, et beaucoup de hardes qu'on avait portées à la campagne ou dans quelques villages voisins. Il est même étonnant que le commerce de Marseille, ayant conservé toute sa liberté durant ce temps-là, n'ait pas répandu la contagion dans le reste du royaume; tant il était dangereux de n'avoir pas établi des barrières autour de la ville, sur les premiers soupçons qu'on eut du fléau, afin de l'étouffer dans son berceau !

Après cet arrêt, la disette commença de se faire sentir dans la ville, d'autant mieux que les autres villes et les villages voisins refusaient de communiquer avec les Marseillais. Le peuple fut donc prêt à se soulever. Pour prévenir ce danger, M. le Bret, intendant de Provence, et le marquis de Vauvenargues, premier procureur du pays, eurent, avec le premier échevin de Marseille et le secrétaire de la municipalité, une conférence dans laquelle ils traitèrent, en se tenant à une certaine distance les uns des autres, des moyens d'approvisionner la ville. Ils voulaient empêcher que les horreurs de la faim, jointes à celles de la peste, n'en fissent un vaste désert, après avoir fait éprouver aux malheureux habitans tous les effets de la rage et du désespoir. Il fut résolu qu'on établirait, à deux lieues de Marseille, un marché sur le chemin d'Aix, et un autre du côté d'*Aubagne*. Les Marseillais, séparés des vendeurs par une double barrière, pouvaient acheter les denrées dont ils avaient besoin, sous l'inspection des officiers et des gardes préposés pour maintenir la tranquillité et empêcher la communication. On en établit un autre avec les mêmes précautions, à l'*Estaque* pour les denrées qui venaient par mer. Cet établissement diminua bien la disette, mais ne ramena pas l'abondance.

L'éloignement des marchés fit hausser le prix des denrées; la main d'œuvre renchérit à proportion; le vin même, si abondant pour l'ordinaire, subit le même sort, parce que la crainte avait dispersé quelques-uns des propriétaires, et forcé la plupart des autres à ne plus attirer dans leurs maisons les gens pauvres, plus exposés, par leur vie errante, aux atteintes du mal contagieux. Ce n'était pas assez de pourvoir à la subsistance du peuple, il fallait encore fournir à celle des troupes en garnison dans les deux citadelles. Les officiers menacèrent de les lâcher dans la ville, pour prendre les choses dont on avait besoin, si l'on refusait de les fournir. Mais, que serait-il arrivé de là? C'est qu'elles y auraient pris la peste un peu plutôt.

Les progrès que faisait cette maladie excitèrent enfin les clameurs du public, qui voulait savoir à quoi s'en tenir, pour prendre une résolution fixe, et forcèrent les magistrats de sortir de leur trop longue insouciance. On nomma donc quatre médecins du collége de Marseille, qui se partagèrent le soin de veiller sur les malades ; chacun d'eux était chargé d'un quartier de la ville, et avait pour adjoits un chirurgien et un garçon chirurgien avec un apothicaire. Ils furent bientôt convaincus que la peste y régnait, et même que c'était la peste la plus terrible qui eût paru depuis long-temps. Ils le dirent aux échevins qui n'en tinrent pas compte, et qui même firent afficher partout que la maladie dont la ville était affligée n'était qu'une fièvre maligne ordinaire, causée par la misère et les mauvais alimens ; ce qui avait quelque air d'apparence, parce qu'elle n'avait encore attaqué que les familles pauvres.

Le peuple saisit cet avis des magistrats avec d'autant plus d'avidité, qu'il y trouvait des raisons de se rassurer suivant ses désirs ; et il en prit tant de prévention contre les médecins, qu'il les insultait publiquement dans les rues, les accusant de grossir le danger pour se rendre nécessaires et s'enrichir : on disait même qu'ils voulaient faire un Mississipi de cette affaire ; et l'on alla jusqu'à écrire contre eux des lettres en plusieurs endroits, pour prévenir le tort que ferait à la ville la cessation de toute communication avec elle.

Ce qu'il y a de plus étonnant, c'est que le médecin des infirmeries écrivit aux échevins que les malades, qu'on lui envoyait, n'avaient d'autre mal que l'ennui d'être renfermés, ou que cette maladie honteuse qu'on guérit avec le mercure. Une autre circonstance venait à l'appui de ceux qui soutenaient, que c'était une fièvre vermineuse ; c'est que les malades rejetaient une quantité de vers par le haut et par le bas.

Le lecteur voudra bien se rappeler que le corps des galères était alors à Marseille. Les officiers se conduisirent avec une sagesse qui contrastait merveilleusement avec l'imprudence des officiers municipaux. Sur les premiers bruits que la peste était dans la ville, ils firent tirer les galères au large: ces bruits continuant, ils prièrent les échevins d'agréer que leurs médecins et chirurgiens se joignissent à ceux de la ville pour visiter les malades. Leur intention était de sortir de cette cruelle incertitude où les tenaient les rapports opposés des personnes de l'art. Cette visite se fit le premier Août. Les commissaires, après avoir attentivement examiné les malades, déclarèrent, dans un rapport très-détaillé, que la maladie était contagieuse, et qu'il fallait user des plus grandes précautions, si l'on voulait en prévenir les funestes suites. Voici le rapport qui servira à guider les médecins, s'ils avaient le malheur de se trouver dans de semblables circonstances.

« Nous soussignés, médecin et chirurgien
» de l'hôpital royal des forçats, certifions
» qu'ayant été commis par ordre de MM. les
» officiers généraux et intendant des galères,
» assemblés en conseil, aujourd'hui premier
» Août, pour aller visiter les malades de la
» ville, avons trouvé, en visitant différens
» quartier, etc., le cadavre d'une fille âgée
» d'environ vingt ans, morte la nuit passée,
» s'étant alitée depuis avant-hier, selon le
» rapport de sa mère, avec un grand mal de

» tête, des envies de vomir et un accablement
» général, morte en trente heures, toute cou-
» verte de pourpre, livide, ayant le ventre
» extrêmement tendu et violet, et ayant rendu
» par le nez une grande quantité de sang
» très-dissous et très-séreux; nous aurions de
» plus trouvé, dans le même quartier (des
» Grands-Carmes), plusieurs autres person-
» nes de tout sexe et de tout âge, au nombre
» de dix, attaquées de fièvre avec des dou-
» leurs de tête et des envies de vomir, lesquels
» accidens la plupart des parens nous ont dit
» provenir des mauvais fruits que ces mala-
» des avaient mangés en quantité, sans qu'il
» nous ait paru en eux aucun signe de con-
» tagion.

» De plus, en descendant dans la rue de
» l'Escale, dans une maison où depuis quatre
» ou cinq jours une femme est morte subi-
» tement, soupçonnée de peste, nous aurions
» trouvé son enfant, âgé d'environ douze
» ans, mort aujourd'hui, couvert de taches
» pourprées presque partout le corps, avec
» une tension considérable au bas-ventre
» et une grosseur à l'aine gauche, lequel
» s'était alité avant-hier, selon le rapport des
» parens, avec des nausées et des maux de
» tête insuportables, nous aurions trouvé de
» plus à son côté, sur un méchant lit, son
» père âgé d'environ quarante ans, couché
» tout habillé, avec une face livide, les yeux
» enfoncés et mourans, ayant eu depuis avant-
» hier qu'il s'est couché, de grands maux de
» tête et des vomissemens, tout parsemé de
» taches pourprées et livides, ayant une tu-

» meur à l'aine droite avec une tension très-
» douleureuse dans le bas-ventre.

» Nous aurions trouvé, dans une autre
» maison auprès de celle-là, la mère et la
» fille, la première âgée d'environ trente-
» cinq ans, et la fille d'environ quatorze,
» toutes deux la face livide, les yeux mou-
» rans, et dans un abattement général, pou-
» vant à peine ouvrir les yeux, surtout la fille
» qui était dans un assoupissement considé-
» rable, étant malade depuis deux jours, ayant
» un mal de tête horrible, et des envies de
» vomir, sans pourtant aucune élévation aux
» aines ni aux aisselles, et sans aucune tache
» pourprée.

» De plus, en montant vers la fontaine
» de la Samaritaine, nous avons trouvé, dans
» une même maison, un *enfant* d'environ
» vingt ans, mort aujourd'hui, couvert d'un
» pourpre livide, n'ayant été malade que trois
» jours avec mal de tête, vomissement et
» maux de cœur continuels, et dans un autre
» petit lit à côté, son frère, âgé d'environ
» treize ans, malade depuis hier, s'étant
» alité, selon le rapport de la mère, avec un
» horrible mal de tête qui continuait encore,
» des maux de cœur et des envies de vomir
» fréquentes, ayant même vomi quelquefois,
» ayant les yeux enflammés et étincelans, la
» langue aride et blanchâtre, et une tension
» au bas-ventre, avec une grosseur considé-
» rable et douloureuse à l'aine droite, et un
» abattement général.

» De plus enfin, nous aurions trouvé,
» dans une maison sur le Cours, une femme

» âgée d'environ quarante ans, tombée dans
» le délire, avec des mouvemens de membre
» involontaires, les yeux ardens et larmo-
» yans, tachée de pourpre en plusieurs en-
» droits de son corps, ayant depuis deux jours
» une hémorragie d'un sang séreux, et s'étant
» alitée, selon le rapport de son frère, depuis
» quatre jours, avec de grands maux de tête
» et de fréquens maux de cœur.

» On nous a rapporté qu'il était mort, dans
» la même maison, un enfant qui ne fut ma-
» lade que deux jours, ayant de même de
» grands maux de tête et des envies de vomir
» fréquentes; ce qu'ayant très-mûrement exa-
» miné, nous ne pouvons douter que ce ne
» soient des maladies pestilentielles très-conta-
» gieuses, et qui demandent de très-grandes
» précautions pour en prévenir les funestes
» suites. Signé, *Perrin* et *Croizet* ».

Éclairés par ce rapport, les commandans
des galères ne songèrent plus qu'aux moyens
de les mettre en sûreté. Ils les firent ranger
tout le long du quai de Rive-Neuve, et en-
tourer d'une espèce de barrière qui les séparait
du reste du port. Les bas officiers et les équi-
pages, enfermés dans l'arsenal par des bar-
ricades, étaient dans cette enceinte comme
dans une ville assiégée.

Des tartanes partaient tous les jours pour
aller chercher à Toulon et dans le port de
Bouc, du bois, du charbon, de la farine, de
la viande, et toutes les choses nécessaires,
que des pourvoyeurs, nommés par les commandans, avaient soin d'y faire apporter.
Ainsi l'on trouvait sur les galères et dans

l'arsenal, à un prix modique, toutes les pro‑
visions dont on avait besoin ; tandis qu'avec
une dépense immense, on manquait souvent
du nécessaire dans la ville.

Combien de maux et de désordres n'au‑
rait‑on pas prévenu, si les officiers muni‑
cipaux de Marseille avaient eu cette étendue
de lumière et cette fermeté que les circons‑
tances rendaient nécessaires? s'ils avaient mis
des barrières à tous les quartiers, avec dé‑
fense d'en sortir? et qu'on y eût porté, dans
des marchés particuliers, les vivres que la
communauté se serait procurés par la voie
de terre et de mer? Chaque famille, sans
sortir pour ainsi dire de sa rue, aurait été
assurée de sa subsistance, au lieu de l'en‑
voyer prendre chez un petit nombre de pour‑
voyeurs éloignés, d'où l'on n'apportait, pour
l'ordinaire, que des provisions insuffisantes
et le poison contagieux : car il était impos‑
sible de l'éviter dans la foule des acheteurs,
que le besoin rassemblait de tous les quartiers
de la ville.

Ce malheur des Marseillais, malheur qui
en occasiona beaucoup d'autres, fut donc de
n'avoir pas à la tête de l'administration des
personnes capables d'établir une police sévère
et de la faire observer. Mais, dans le trouble
où l'on était, on ne savait jamais quel parti
prendre : le dernier avis l'emportait souvent
sur les partis les plus sages. On reçut avec
avidité celui d'un médecin, qui, ayant lu
qu'Hippocrate, lorsque la peste désolait l'At‑
tique, avait fait allumer des feux dans les
rues d'Athènes pour purifier l'air, conseilla

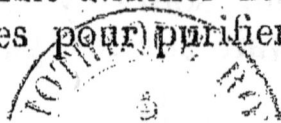

2

d'en allumer à cinq heures du soir, pendant
trois jours de suite, devant chaque maison
et dans les places publiques, et de brûler du
soufre dans les appartemens pour purifier
les hardes et les habits. On suivit son avis;
et l'air, pendant trois jours, se couvrit d'une
fumée noire et brûlante qui, ayant augmenté
la chaleur naturelle de la saison et du climat,
sembla donner plus d'activité à la contagion.

En effet, le venin pestilentiel se développa
avec une vivacité qui effraya tout le monde.
Les habitans les plus timides avaient déjà
profité de la liberté des passages, pour se
sauver en d'autres villes et en d'autres provinces. Ceux qu'une aveugle prévention avait
rendu jusqu'alors incrédules, trouvant toutes
les issues fermées, et les chemins exactement
gardés, furent contraints de se retirer à la
campagne, ou de s'enfermer dans leurs maisons. Chacun se hâtait de faire des amas de
provisions, de charrier des meubles et des
hardes. Il n'y avait pas assez de voitures pour
seconder l'empressement de ce nombre pro-
digieux de personnes que la crainte chassait
de la ville. Les gens du peuple, qui n'avaient
point de maisons de campagne, allèrent camper
sous des tentes; les uns dans la plaine de
Saint-Michel, les autres sur les bords du
Veaune, et le long des ruisseaux qui arrosent
le terroir; un grand nombre se fixa près des
remparts : il y en eut même qui grimpèrent
sur les collines et les rochers les plus escarpés,
où ils allèrent chercher un asile dans le fond
des cavernes. Tous ces fugitifs ignoraient
que la peste était déjà cachée dans leurs hardes

et dans leurs habits ; que même plusieurs
d'entre eux avaient déjà le venin pestilentiel
dans leurs veines, et qu'ils allaient le porter
aux habitans isolés et paisibles de la campagne. Malheureusement, il y avait sur tous
les yeux un bandeau qui empêchait de voir
les mesures qu'il fallait prendre, et les écueils
qu'il fallait éviter.

Les gens de mer s'embarquèrent avec leurs
familles sur des vaisseaux, sur des barques,
et dans de petits bateaux, se tenant au large
dans le port ou dans la rade, et présentant
ainsi, au milieu des eaux, une ville flottante,
où la crainte rassemblait les habitans fugitifs
d'une cité désolée.

Les religieuses sortirent de leurs couvens
pour suivre leurs parens dans la fuite ; car il
n'y avait pas de lien capable de retenir les
particuliers, qui pouvaient se promettre hors
de la ville un abri contre la peste. Les officiers de justice, les directeurs des hôpitaux,
les intendans de la santé, ceux du bureau de
l'abondance, les conseillers de ville, et les autres
officiers municipaux disparurent, excepté les
échevins. Il ne resta, parmi les ecclésiastiques, que les curés et les vicaires. Ces
hommes respectables, animés par l'exemple
de M. l'évêque, déployèrent avec lui un courage héroïque et une charité vraiment dignes
d'éloges. Il est difficile de porter ces deux
vertus plus loin que ne les porta M. de Belzunce. La maladie se fût à peine déclarée
dans cette rue de l'Escale, dont j'ai déjà parlé,
qu'il assembla les curés et les supérieurs des
communautés. Animé de ce zèle ardent, que

les circonstances rendaient si nécessaire et si difficile, il n'eut pas de peine à le faire passer dans le cœur de ses coopérateurs. Il leur prescrivit la manière dont ils devaient se conduire dans ces temps de calamité; ensuite, nouveau Borromée, on le vit partout où le salut du peuple demandait sa présence.

Les échevins firent une grande faute, qui est de n'avoir pas formé un bureau central d'administration, composé des médecins et des chirurgiens les plus habiles, et des habitans les plus éclairés et les plus versés dans la police de la ville. Les membres de ce bureau se seraient divisés en plusieurs comités, dont chacun aurait eu la partie de l'administration à laquelle il aurait été le plus propre : de cette manière, ce bureau central aurait donné le mouvement à tout en même-temps, et avec cet accord qui en aurait assuré le succès.

Du reste, les échevins firent plusieurs ordonnances très-sages, comme d'avoir fait sortir de la ville tous les gueux et mendians étrangers; mais l'histoire ne dit point où on les envoya : car, quel asile pouvaient trouver des gens de cette espèce, qui, étant dangereux par leur profession, le devenaient encore davantage étant chassés d'une ville pestiférée, où ils avaient été plus exposés que les autres à s'infecter, à cause de leur vie vagabonde ?

On défendit de resserrer le bled, de rien laisser dans les rues de ce qui pouvait y causer de l'infection, et de transporter d'une maison à l'autre les meubles et les hardes des morts et des malades.

Ces précautions étaient fort sages. Les médecins, qui ont le mieux suivi le traitement de la peste, recommandent la propreté, comme le premier préservatif. « Il faut, dit Sylvestre » Facio, que le prince fasse nétoyer la ville » de toutes les immondices; que tous les » canaux par où elle se nettoie aient le pas- » sage libre; que non-seulement les corps » morts, mais encore tous les excrémens, » fumiers, herbages, qui se pourrissent, soient » cachés dans la terre (1) ».

Il manquait à Marseille des fontaines pour la propreté des rues : aussi les gens du peuple y étaient-ils en général fort sales; ce qui les rendit extrêmement susceptibles de prendre la peste, et de se la communiquer rapidement les uns aux autres.

L'usage de l'eau froide, en boisson ou en bain, est un des grands préservatifs connus contre cette terrible maladie ; parce qu'elle ramollit les fibres nerveuses, délaie les humeurs trop épaisses, atténue celles qui sont trop grossières, adoucit leur âcreté et arrête leur corruption : de sorte que, par ces heureux effets, elle modère et arrête le venin pestilentiel. Qui sait si le peu de violence qu'il a pour l'ordinaire chez les Turcs, ne vient pas de leurs ablutions fréquentes, ainsi que du grand usage qu'ils font des parfums ?

Les échevins levèrent quatre compagnies de milice, dont ils formèrent plusieurs détachemens qu'ils mirent dans les quartiers, où

---

(1) Paradoxes de la peste, par *Facio*, traduction de Barralis, sixième journée.

le besoin était le plus urgent, sous les ordres d'un commissaire : celui-ci était chargé de distribuer du pain aux pauvres de son district, de prendre un état des malades de chaque maison, et de veiller à ce qu'ils fussent soignés avec le moins de danger possible pour les personnes en santé.

Ces sages dispositions ne furent point suivies, parce qu'elles demandaient dans les chefs une vigilance et un calme dont on n'est pas capable, quand on voit la faulx de la mort continuellement suspendue sur sa tête : elles n'empêchèrent donc que faiblement les progrès du mal. En peu de jours, toutes les rues furent infectées. Les nuits n'étaient pas assez longues ponr donner le temps de transporter les morts : il fallut mettre sous les yeux du public les pertes qu'il faisait, et qu'on avait eu grand soin de lui cacher. Les cadavres ue pouvant plus être emportés les uns après les autres, on fut obligé de les entasser dans des tombereaux. Heureusement que tous les gueux et vagabonds n'avaient point obéi à l'ordre qui les chassait de la ville : ceux qui restaient furent condamnés à aller, sous le nom ignoble de *corbeaux*, enlever les cadavres entassés dans les maisons ; ordinairement ils les traînaient par les pieds le long de l'escalier ; quelquefois ils les jetaient par les fenêtres d'un premier étage.

Le bruit des tombereaux, mêlé au frémissement qu'occasionnait le balottement des cadavres, portait l'épouvante dans le cœur des malades et des personnes en santé ; les boutiques étaient fermées, le commerce interdit, les travaux interrompus, les églises, le collége, la bourse, en un mot, tous les lieux publics fermés, les offices divins suspendus, et le cours de la justice arrêté. Un deuil funèbre couvrait la ville; un morne silence régnait partout. Il n'y eut plus parmi les citoyens aucun lien qui les unit. Les parens évitaient de se voir; les amis se fuyaient, le voisin craignait de recevoir de son voisin le trait contagieux; et lui inspirait les mêmes craintes: ainsi l'on s'enferma, parce que tout devint suspect et dangereux. Les alimens les plus nécessaires à la vie ne furent pris qu'avec des précautions gênantes; et le métal, le moins susceptible d'impression, ne fut reçu qu'avec la circonspection la plus scrupuleuse. En un mot, chaque particulier sembla former une société à part, et aurait voulu, s'il eût été possible, se réserver pour lui seul lairt qu'il respirait. Les habitans de la campagne, si empressés pour l'ordinaire de vendre leurs denrées, n'osaient plus en apporter à la ville; et il fallut se passer d'une infinité de choses nécessaires à la vie, et surtout de fruit ou de légumes, dont l'usage aurait été si salutaire dans une ville où, par le défaut de jardins, on est obligé de tirer tout de la campagne. Tel était l'état des choses au commencement du mois d'Août, quand la maladie entra dans son second période.

Ceux qui jusqu'alors avaient douté de la nature du mal, furent effrayés de la grandeur du péril. L'hôpital encombré de morts et de mourans, les rues jonchées de malades, les boulevards couverts de tentes pour les recevoir,

jetèrent l'épouvante dans les âmes les plus
intrépides. Cette sollicitude, qu'on avait pour
se garantir d'un mal qui ne respecte ni âge,
ni sexe, ni condition, devenait encore plus
amère par la crainte qu'on avait de perdre
des amis et des parens.

Tous les jours on apprenait leur maladie,
sans oser leur donner aucun secours; s'il se
trouvait quelques âmes généreuses, qui eussent le courage d'affronter la contagion, il
y en avait beacoup en qui la vue d'une mort
inévitable réprimait les mouvemens de la
nature ou ceux de l'amitié. Il arrivait même
qu'un père ou une mère tendres, étant frappés de la maladie, se refusaient la douce
consolation de voir leurs enfans; un frère
en santé n'avait pas la liberté de voir une
sœur mourante; on aurait dit que la mort,
veillant à la porte des malades, rompait tous
les liens qui les attachait à la société. L'opulence, qui dans toute autre occasion fournit
tant de ressources, ne suffisait pas en celle-ci
pour procurer les secours les plus communs
et les plus ordinaires. Le riche, au milieu de
son or, était devenu l'égal du pauvre: comme
lui il manqua de tout; et ils languissaient
l'un et l'autre dans l'abandon et la misère.

Ce fut le 25 du mois d'Août que ce tableau,
qui semble peint d'imagination, se réalisa
dans la ville de Marseille. La peste enlevait
souvent toute une famille, et frappait des
rues entières, où d'un bout à l'autre il ne
restait pas une maison saine. Imaginez-vous
un torrent rapide qui rompt ses digues; un
embrasement général qui consume tout;

et vous n'aurez exprimé que faiblement la promptitude avec laquelle le feu de la contagion se répandit.

Les domestiques, les valets, les servantes, tous les pourvoyeurs sont morts ou malades, et l'on ne trouve plus à les remplacer; les pauvres, qui vivent du travail de leurs mains, ont le même sort : avec eux on perd tous les services que la maladie ou l'abandon rend nécessaires. S'il reste encore quelque serviteur fidèle, on se défie de son état, on craint de s'en servir dans les familles où le mal n'a pas encore pénétré, mais que la famine obsède : le plus courageux de la maison sort pour aller chercher de quoi substanter les autres; et il trouve, à la porte du petit nombre de bouchers et de boulangers que la mort a épargnés, une foule de gens que les mêmes besoins rassemblent, et qui se communiquent les uns aux autres des impressions pestilentielles : ainsi il rentre dans le sein de sa famille avec des provisions insuffisantes, et le germe de la contagion. Tout est donc frappé à la fois; l'Hôtel-Dieu même, par l'imprudence qu'on a eue d'y recevoir une pauvre femme que l'on croyait simplement atteinte d'une fièvre ordinaire, est devenu un tombeau : tout y a été englouti, directeurs, confesseurs, médecins, chirurgiens, apothicaires et autres officiers, valets, servantes, enfans trouvés; à l'exception d'une trentaine de personnes qu'une heureuse guérison a sauvées de la fureur du mal.

Dans cette désolation générale, si l'on recevait quelques secours utiles, c'était de la main de l'évêque et de ses coopérateurs. On nous vante le courage de ces héros qui, à la tête des armées, vont affronter les périls : mais les dangers qu'ils courent sont-ils comparables à ceux que présente une ville infectée de la peste? Ici, ni le bruit des instrumens, ni le spectacle guerrier de cinquante mille hommes, ni cette ardeur martiale qu'on se communique les uns aux autres, quand l'imagination est exaltée par des idées de gloire, ne peuvent rien sur le cœur pour l'affermir contre le danger. La mort, dépouillée de cet éclat qui la fait affronter aux guerriers, frappant à coup sûr et sans relâche les citoyens de tout rang, de tout âge et de tout sexe, ne respectant aucun asile, pénétrant dans les réduits les plus obscurs, menace continuellement ceux qui ont échappé à ses traits.

S'il est des hommes qu'on doive louer, ce sont ceux qui, dans ces temps malheureux, ont le courage d'exposer généreusement leur vie pour le salut des autres ; et mon plus grand plaisir serait de consigner leurs noms dans cet Ouvrage, si les bornes de mon plan me le permettaient (1).

Les curés et les vicaires des différentes paroisses se dévouèrent aux fonctions pénibles de leur ministère avec un zèle digne des plus beaux siècles. Il n'y avait point de maison, point de réduit, quelque pestiféré qu'il fût, où ils ne portassent les sacremens, des paroles de consolation et des secours de toute

---

(1) J'ai rempli ce devoir honorable dans le quatrième vol. de l'Hist. de Prov., t. IV, p. 650.

espèce : ils moururent presque tous dans cet exercice de la charité. Les chanoines, au contraire, frappés de terreur, se réfugièrent pour la plupart à la campagne, préférant aux devoirs de leur état, et à la gloire d'être utiles, la honte de conserver des jours destinés peut-être à l'oisiveté.

Ce fut dans ces jours de désolation qu'arrivèrent à Marseille deux médecins de Montpellier, Chicoineau et Verny, envoyés par la cour pour juger de l'état de la maladie, en faire passer leur rapport à Paris, et donner aux malades les secours nécessaires. Qui croirait que des hommes, qui par leur réputation avaient mérité cette marque de confiance, se méprirent aussi sur la nature du mal ? Leur ignorance fut d'autant plus funeste, qu'on avait plus de confiance en leurs lumières. Le gouverneur et les échevins firent afficher, sur leur avis, que la maladie n'était pas pestilentielle ; que c'était seulement une fièvre maligne contagieuse, dont on espérait pouvoir bientôt arrêter les progrès, en séparant les personnes qui en étaient soupçonnées, d'avec celles qui étaient saines, et surtout par le bon ordre de l'arrangement qu'on allait prendre.

On ne peut pas s'imaginer l'imbécille crédulité du peuple qui, toujours livré à ceux qui flattent ses désirs ou ses espérances, se précipite sans réflexion dans l'abîme, pourvu qu'on jette quelques fleurs sur le chemin. Il se livra à la joie, reprit ses communications accoutumées, et demanda à faire la procession le jour de Saint-Roch, comptant bien n'avoir plus rien à craindre sous la vigilance des médecins nouveaux venus. La maladie n'en devint qu'un peu plus active. Les médecins comprirent alors qu'ils s'étaient trompés ; et dans un rapport qu'ils envoyèrent à la cour le 18 Août, après avoir entendu celui des médecins de Marseille, ils laissèrent apercevoir que ce pourrait bien être la peste.

« Elle enlève, dirent-ils, dans deux ou » trois jours, quelquefois même dans deux » ou trois heures, la plus grande partie de » ceux qu'elle attaque.

» Quand une personne en est attaquée » dans une maison, tout le reste en est bientôt » infecté, en sorte qu'il y a plusieurs exemples » de familles entièrement détruites par cette » contagion ; et si quelqu'un de la famille va » se réfugier dans une autre maison, le mal » s'y transporte et y fait le même ravage.

» Cette maladie est uniforme dans tous les » sujets, de quelque condition qu'ils soient, » et caractérisée par les mêmes accidens, sur- » tout par les bubons, les charbons, les pus- » tules livides et les taches pourprées ; com- » mençant d'ailleurs par les mêmes accidens » qui dénotent ordinairement les fièvres ma- » lignes, tels que sont les frissons, les maux » de cœur, le grand abattement des forces, » la douleur de tête gravative ; les vomisse- » mens, les nausées, ensuite la chaleur ar- » dente, les assoupissemens, les délires, la » langue sèche et noire, les yeux étincelans, » égarés ou mourans, le pouls inégal et con- » centré, quelquefois fort élevé, la face cada-

» véreuse, les mouvemens convulsifs et les
» hémorragies ».

Ces deux médecins ne voulant pas s'en
rapporter entièrement à l'avis de ceux de
Marseille, firent la visite de l'hôpital et des
différens quartiers de la ville, où ils trouvèrent que partout le fléau déployait ses *fureurs*, d'où ils conclurent que c'était une véri-
table fièvre pestilentielle ; mais ils ajoutèrent
qu'elle n'était pas encore parvenue à son dernier degré de malignité ; parce que quelques
personnes en réchappaient, surtout celles qui
usaient d'une nourriture saine. Ils finissaient
en disant qu'elle devait toute son activité au
manque de vigilance de la part de l'administration, et au défaut de viande de boucherie.

Ce rapport où la vérité n'était pas encore
toute entière, induisit la cour en erreur sur
les causes et la nature de la maladie, et fut
cause que M. de Chirac, premier médecin
du régent, envoya de Paris en Provence des
règles sur la manière de se conduire dans
cette circonstance critique, comme si à Paris
on pouvait mieux savoir que sur les lieux
ce qu'il convenait de faire. Ayant lu dans
les ouvrages de quelques médecins, que dans
un temps de peste il faut avoir, autant qu'on
peut, le cœur content et l'esprit gai, il voulait qu'on *payât des violons et des tambours
pour donner occasion aux jeunes gens de
s'égayer, et pour éloigner la tristesse et la
mélancolie.* S'il avait été à Marseille, il aurait
bien vu qu'au milieu de tant de sujets de
crainte et d'objets de frayeur, il était impos-

sible de se livrer à la joie ; que le chant des oiseaux et les charmans concerts n'auraient pas été capables de ramener le sommeil, et encore moins le calme de l'âme.

Districtus ensis cui super impia
Cervice pendet.....
Non avium citharæque cantus
Somnum reducent. Hor. l. 3, Od. 1.

Ce qu'il y a d'étonnant, c'est qu'un homme du mérite de M. Chirac ait pourtant cru que la maladie n'était qu'une *fièvre maligne* ordinaire, et qu'il n'y avait point de contagion. « Ce n'est pas, dit-il, une peste venue du » levant, et portée dans un vaisseau qui en » est arrivé ; ce n'est qu'une fièvre maligne, » causée par les mauvaises nourritures du » petit peuple ».

Cependant cette maladie, qui à chaque heure, à chaque minute, précipitait dans le tombeau tant de victimes, tandis que des hommes présomptueux disputaient sur sa nature, faisait les ravages les plus affreux dans l'intérieur des maisons ; et Messieurs Chicoineau et Verny, qui avaient l'air de n'y pas croire, se retirèrent à Aix. On trouvait des mères restées seules avec leurs enfans à la mamelle, réduites à les laisser mourir de faim, ou à leur donner la mort avec le lait. Les pestiférés, séquestrés dans un grenier ou dans l'appartement le plus reculé de la maison, sans meubles, couverts de vieux haillons, n'avaient à côté d'eux qu'une cruche d'eau qu'on avait mise en fuyant, et dont il fallait qu'ils s'abreuvassent eux mêmes malgré leur faiblesse ; souvent on leur versait dans une écuelle placée à la porte de leur chambre un bouillon qu'ils allaient prendre avec peine extrême, et en se traînant. Ils avaient beau gémir et se plaindre ; on les exortait de loin à ne pas se décourager, et cependant on les traitait comme n'y ayant plus d'espoir de prolonger leur vie.

Dans l'état affreux où se trouvaient les malades, tout décélait le trouble de leur âme : des yeux étincelans, un regard égaré, le visage livide. En vain le médecin employait son art pour les guérir, et son éloquence pour les rassurer ; les précautions qu'il prenait en les approchant démentaient ses discours. Ces malheureux mouraient dans l'abandon, laissant à des parens ingrats une succession quelquefois immense, qui, dans ces derniers momens, ne leur avaient été d'aucun secours.

Un spectacle plus touchant encore était celui que présentait toute une famille frappée du mal en même temps. L'un, brûlé par les ardeurs de la fièvre, demandait des rafraîchissemens que personne ne pouvait lui donner ; l'autre, agité par des inquiétudes mortelles, poussait de longs soupirs ; un troisième, plus calme dans son mal, demandait inutilement les secours de l'église, et voyait expirer à ses côtés ses sœurs ou son frère. Le comble de l'horreur, c'était de voir quelquefois plusieurs cadavres dans un appartement où il y avait encore des malades.

Qui croirait qu'au milieu de tant d'horreurs, si propres à éteindre les passions, il y en eut deux qu'on porta au plus haut degré ? Le libertinage et l'avidité. La première, réveillée par les occasions fréquentes de se satisfaire, exaltée même par l'effervescence du venin, s'alimentait par des excès que j'aurais honte de décrire ; l'autre enfanta tous les crimes dont je parlerai plus bas.

Les dangers auxquels on était exposé en restant seul dans sa maison, lorsqu'on sentait les premières atteintes du mal, furent cause que plusieurs allèrent chercher hors de chez eux des secours et un asile plus sûr, ou bien ils allèrent à l'hôpital. Un curé, que son zèle et sa charité avaient fait remarquer dans l'exercice de son ministère, se voyant frappé de la peste à la fin du mois d'Août, seul dans sa maison, sans domestique, sans voisins ; en un mot, sans espoir d'être secouru, se traîna hors de son appartement ; et d'un pas chancelant alla frapper à la porte de plusieurs paroissiens. Il leur demanda d'une voix mourante une retraite et des secours de charité ; mais l'expérience ne prouve que trop que dans les temps où le danger, quel qu'il soit, menace tout le monde, l'égoïsme étouffe les cris de l'humanité ; il fut donc repoussé partout où il se présenta, et il rentra dans sa maison pour attendre tranquillement sur son lit la récompense qu'il avait méritée par ses travaux, et que Dieu réserve aux âmes bienfaisantes.

Un chanoine de la cathédrale, d'ailleurs riche, étant dans le même abandon, se réfugia au clocher de son église, où il savoit que quelques personnes en santé s'étaient retirées. Comme il était malade, on soupçonna qu'il avait la peste, chacun s'enfuit ; et il mourût faute de soins. Un médecin se fit transporter chez les Récollets pour ne pas avoir le même sort. Un autre ayant survécu à tous les siens, fut nourri par des amis et par des communautés religieuses qui lui envoyaient de la viande et du bouillon. Presque toutes les femmes enceintes périrent, ou par la maladie, avant d'être délivrées de leur fruit, ou après un accouchement, que le trouble et la frayeur avaint accéléré. Plusieurs moururent dans les douleurs de l'enfantement, faute de secours, personne ne voulant recevoir un enfant qui sortait d'un corps pestiféré.

L'auteur de la *Relation historique de la peste de Marseille*, de qui j'emprunte ces détails, dont il fut témoin (1) « dit qu'ils ne » trouveront peut-être pas créance dans l'esprit » du lecteur. Je ne sais, ajoute-t-il, si l'on » ne regardera pas ce que j'en ai dit comme » des exagérations d'une personne affligée, qui » veut attendrir les autres sur ses propres » malheurs. Cependant, quelque vive que soit » la description que j'en ai faite, j'ose assurer » qu'elle est infiniment au-dessous de la vérité » et ce qu'il y a de plus pitoyable, c'est que » ces désolations particulières se présentaient » vingt fois par jour dans les différentes mai- » sons où l'on entrait, et que la vue de tant » de misères devenait encore plus touchante, » par les cris, les pleurs, les plaintes et les » hurlemens dont ces maisons retentissaient » jour et nuit ».

Que n'aurais-je pas à dire, si je voulais

_____

(1) Bertrand, d'Aix, médecin.

entrer dans les détails vraiment dégoûtans
de tout ce qu'on était obligé de faire pour
se délivrer des cadavres, quand le nombre des
corbeaux fut diminué. Celui des morts devint
si grand, qu'il fut impossible de les enlever
tous dans un jour. Alors le même homme
qu'on avait craint d'approcher durant sa maladie, il fallait le transporter hors de sa chambre, de peur qu'en y pourrissant il n'infectât
toute la maison. Le père était quelquefois
obligé de rendre à son fils ce triste et dernier
devoir ; la mère à sa fille, le frère à son frère,
et les enfans à ceux dont ils avaient reçu le
jour. Quelquefois on portait le cadavre dans
la rue ; mais, pour l'ordinaire, on le traînait ;
et quand on ne pouvait faire ni l'un ni l'autre,
on le jetait par la fenêtre, tantôt tout nu,
tantôt enveloppé dans un drap, dans de vieux
haillons, ou tout habillé, ou enfin enseveli
dans le matelas sur lequel il venait d'expirer.

Quelqu'affreux que fût le spectacle qu'offrait
l'intérieur des maisons, celui des rues et des
places publiques inspirait encore plus d'horreur : elles étaient couvertes de morts et de
mourans. Ce n'étaient pas seulement des gens
du peuple qu'on voyait parmi ces misérables
victimes de la contagion : la plupart appar-
tenaient à des familles honnêtes : c'étaient
des célibataires sans domestiques ; des enfans,
des hommes faits, des vieillards qui, ayant
survécu à leurs parens et aux personnes qui
les servaient, se traînaient hors de leur maison
pour aller à l'hôpital, et n'avaient pas la force
d'y arriver. D'autres se couchaient sur le seuil
d'une porte pour recevoir quelques secours

des passans, parmi lesquels ils se flattaient de rencontrer un parent ou un ami sensibles. Quelquefois c'était un enfant, un domestique, qu'une famille barbare avait chassés pour se garantir de la contagion.

Tous ces malheureux, devenus le rebut de la société, étaient la plupart couverts d'un drap ou enveloppés dans une couverture, ayant auprès d'eux une écuelle, dans laquelle les personnes qui se dévouaient généreusement au service des pestiférés, mettaient du bouillon. Ils avaient aussi une cruche que les mêmes personnes emplissaient d'eau, pour calmer les ardeurs insupportables de la fièvre, un des effets de la peste, étant de consumer par un feu intérieur. Aussi voyait-on quelquefois de ces pestiférés se traîner pour aller tremper leur langue dans le ruisseau. Dans cet état de désolation, ceux-là s'estimaient heureux, qui pouvaient se coucher sur les degrés d'une porte, sur un banc de pierre, dans l'enfoncement d'une boutique ou sous un hangar : encore les chassait-on de ces asiles, les propriétaires des maisons ne voulant pas les avoir si près d'eux. Pour les en éloigner, ils jetaient de temps en temps de l'eau sur le seuil de la porte, ou y répandaient de la lie de vin.

C'était donc dans les places publiques que la plupart des pestiférés se réfugiaient; c'était là que le spectacle de deux ou trois cents malades saisissait tout à la fois et le cœur et les sens. On voyait sur leur visage la mort peinte de cent manières différentes; des yeux éteints ou étincelans; des regards languissans ou égarés ; des figures pâles et cadavéreuses ; quelquefois rouges et enflammées, le plus souvent livides et bleuâtres ; et dans tous un air de trouble et de frayeur qui les rendait méconnaissables. Comme la peste a les symptômes de toutes les autres maladies, on les trouvait quelquefois réunis, mais plus souvent séparés dans les malades. C'étaient des maux de tête et des douleurs dans toutes les parties du corps ; des vomissemens violens, des tranchées, des charbons brûlans, etc L'un était languissant et ne proférait pas une parole ; l'autre, dans le délire, ne cessait de parler. C'était un assemblage de toutes sortes de maux qui devenaient plus violens et plus cruels par le froid qu'ils éprouvaient durant la nuit ; car on a reconnu que la transpiration donne aux malades plus de repos et de soulagement que tous les remèdes ; mais comment l'entretenir dans des personnes qui, n'étant presque pas couvertes, étaient exposées au serein qui est fort en Provence, et au froid, quand le nord-ouest, si connu sous le nom de *mistral*, commençait de souffler.

Le Cours n'offrait pas un tableau moins touchant pour une âme sensible. Le Cours est une allée d'arbres qui peut avoir environ cent soixante toises de long : elle sert de promenade dans les belles soirées de l'été ; et, pendant le jour, dans les autres saisons, lorsque le vent du nord ne souffle pas. Cette promenade, la seule qui servait au délassement des Marseillais, était jonchée des malades, qui, croyant trouver un abri à l'ombre des arbres, y étaient exposés aux ardeurs d'un soleil brûlant.

Les échevins y avaient fait tendre quelques voiles de vaisseau ; mais elles n'amortissaient que faiblement la chaleur du jour, et ne garantissaient pas de la fraîcheur de la nuit : aussi la peste y fit-elle des ravages affreux. Dans la foule des malades, il y avait beaucoup d'enfans ; les uns âgés de dix ans, les autres encore au berceau : parmi ces derniers, on en vit plusieurs attachés au sein de leur mère qui venait d'expirer. Les malades étaient couchés à côté des morts : ceux-ci, devenus en moins de six heures hideux et difformes, présentaient un aspect effrayant aux malheureux qui luttaient encore contre le trépas ; et qui, ayant à supporter tout à la fois et la vue de ces objets d'horreur et d'infection qu'ils exhalaient, regardaient la vie comme un fardeau.

Tel est le spectacle dont furent frappés, en arrivant à Marseille, les médecins envoyés par la cour. « Je ne saurais vous peindre, » écrivait Deydier, le désordre affreux où j'ai » trouvé cette ville désolée. En entrant par la » porte d'Aix, avec MM. Verny et Chicoineau, » le coup-d'œil, jusqu'à la porte de Rome, » nous présenta la chose du monde la plus » hideuse. Les portes et les fenêtres des mai- » sons étaient généralement fermées, le pavé » était couvert, des deux côtés, de malades » et de mourans étendus sur des matelas, » sans aucun secours. On ne voyait au milieu » des rues, et sur tout le Cours, que des » cadavres à demi pourris, de vieilles hardes » mêlées avec la boue, et des chariots conduits » par des forçats pour enlever les morts ».

C'était dans la rue Dauphine, surtout, que

ce spectacle était effrayant. Cette rue a cent quatre-vingt toises de long sur cinq de large; les malades et les morts y étaient si pressés, qu'on ne pouvait faire un pas sans marcher dessus. Cette affluence venait de ce que la rue aboutit à l'hôpital des convalescens. Les pestiférés qui étaient seuls dans leurs maisons, les pauvres qui n'avaient aucun secours fai-saient leurs derniers efforts pour se traîner jusqu'à cet asile : mais souvent les forces leur manquaient avant d'y arriver; ou bien, n'y trouvant point de place, ils tombaient en défaillance en voulant revenir sur leurs pas. Il y en avait qui, pressés par la soif, se cou-chaient près du ruisseau qui coule au milieu de la rue, pour y tremper leur langue, et rendaient là leur dernier soupir. Enfin, on vit, dans cette rue, des femmes expirer avec leurs enfans attachés à leur sein.

Au commencement de Septembre, il mou-rait jusqu'à mille personnes par jour. Il n'y avait plus ni assez de *corbeaux* pour les en-terrer, ni assez de fossoyeurs pour creuser des fosses : on les laissait donc étendus sur le carreau. Parmi ces cadavres, les plus affreux à voir étaient ceux des pestiférés qui, dans un accès de frénésie, s'étant jetés par la fe-nêtre, avaient la tête fracassée, le ventre ouvert, et le corps meurtri ; ce qui ne serait point arrivé, si de six en six rues, par exemple il y avait eu un bureau de la police qui fît faire, deux fois par jour, des visites dans les maisons pour en retirer les malades, et les faire trans-porter dans une autre, qui aurait été uniquement destinée à recevoir ceux de ces quartiers.

Presque partout les cadavres étaient entassés les uns sur les autres, servant de pâture aux chiens qui, n'ayant plus de maîtres, manquaient de toute autre nourriture. On s'imagina qu'ils pouvaient prendre la peste et la communiquer. C'en fut assez pour leur déclarer une guerre impitoyable : les rues furent bientôt couvertes de chiens morts ; on en jeta dans le port une quantité prodigieuse que la mer vomit sur ses bords, et qui, étant mis en fermentation par l'ardeur du soleil, exhalèrent une infection insupportable.

Elle était presque aussi forte partout ailleurs, non-seulement à cause des cadavres, mais aussi à cause des immondices dont les rues étaient remplies, parce qu'on y avait laissé pourrir des hardes infectées, des lits sales, des meubles à demi-brûlés.

Les vapeurs, qui s'élevèrent de cette pourriture, infectèrent l'air et répandirent partout le venin pestilentiel ; car il pénétra dès-lors dans les endroits qui jusqu'à ce moment en avaient été préservés ; et l'on vit le moment où il n'allait presque plus rester personne en santé.

Toutes ces horreurs se trouvent rappelées dans le mandement que l'évêque de Marseille donna le 22 Octobre.

« Malheur à vous et à nous, mes très-chers
» frères, dit-il, si tout ce que nous voyons,
» tout ce que nous éprouvons depuis long-
» temps, n'est pas encore capable, dans ces
» jours de mortalité, de nous faire rentrer en
» nous-mêmes !... Une quantité prodigieuse
» de familles entières sont totalement éteintes

» par la contagion; le deuil et les larmes sont
» introduites dans toutes les maisons; un nom-
» bre infini de victimes est déjà immolé dans
» cette ville à la justice d'un Dieu irrité.
» Et nous, qui ne sommes peut-être pas moins
» coupables que ceux de nos frères sur lesquels
» le Seigneur vient d'exercer ses plus redou-
» tables vengeances, nous pourrions être tran-
» quilles, ne rien craindre pour nous-mêmes,
» et ne pas faire tous nos efforts pour tâcher,
» par notre prompte pénitence, d'échapper
» au glaive de l'ange exterminateur ! Sans
» entrer dans le secret de tant de maisons
» désolées par la peste et par la faim, où l'on
» ne voyait que des morts et des mourans;
» où l'on n'entendait que des gémissemens
» et des cris; où des cadavres que l'on n'avait
» pu faire enlever, pourrissant depuis plu-
» sieurs jours auprès de ceux qui n'étaient
» pas encore morts, et souvent dans le même
» lit, étaient pour ces malheureux un sup-
» plice plus dur que la mort elle-même; sans
» parler de toutes ces horreurs qui n'ont pas
» été publiques, de quel spectacle affreux vous
» et nous n'avons-nous pas été et ne sommes-
» nous pas encore les tristes témoins ? Nous
» avons vu tout à la fois les rues de cette
» vaste cité bordées des deux côtés de morts
» à demi-pourris; si remplies de hardes, de
» meubles pestiférés jetés par les fenêtres,
» que nous ne savions où mettre les pieds;
» nous avons vu toutes les places publiques,
» toutes les rues des églises, traversées de
» cadavres entassés, et, en plus d'un endroit,
» rongés par les chiens, sans qu'il fût pos-

« sible, pendant un nombre très-considérable
« de jours, de leur procurer la sépulture.

» Nous avons vu, dans le même temps,
» une infinité de malades devenus un objet
» d'horreur et d'effroi pour des personnes
» même, à qui la nature devait inspirer pour
» eux les sentimens les plus tendres et les
» plus respectueux ; abandonnés de tout ce
» qu'ils avaient de plus proche ; jetés inhu-
» mainement hors de leurs propres maisons ;
» placés, sans aucun secours, dans les rues,
» parmi les morts, dont la vue et la puan-
» teur étaient insupportables. Combien de
» fois, dans notre très-amère douleur, avons-
» nous vu ces moribonds tendre vers nous
» leurs mains tremblantes, pour nous témoi-
» gner leur joie de nous revoir encore une
» fois avant de mourir, et nous demander
» ensuite avec larmes et dans tous les senti-
» mens que la foi, la pénitence et la rési-
» gnation la plus parfaite peuvent inspirer,
» notre bénédiction et l'absolution de leurs
» péchés ? Combien de fois aussi n'avons-
» nous pas eu le sensible regret d'en voir ex-
» pirer presque sous nos yeux, faute de se-
» cours ?

» Nous avons vu les maris traîner eux-
» mêmes hors de leurs maisons et dans les rues
» les corps de leurs femmes ; les femmes,
« ceux de leurs maris ; les pères, ceux de leurs
» enfans, et les enfans ceux de leurs pères,
» témoignant bien plus d'horreur pour eux,
» que de regret de les avoir perdus. Nous avons
» vu les corps de quelques riches du siècle,
» enveloppés d'un simple drap, mêlés et con-

» fondus avec ceux des plus pauvres et des
» plus méprisables en apparence ; jetés comme
» eux dans de vils et infâmes tombereaux,
» et traînés avec eux, sans distinction, dans
» une sépulture profane, hors de l'enceinte
» de nos murs.

» Marseille, cette ville si florissante, si
» superbe, si peuplée, il y a peu de mois ;
» cette ville si chérie, dont vous aimiez à
» faire remarquer et admirer aux étrangers les
» différentes beautés, dont vous vantiez si
» souvent et avec tant de complaisauce la
» magnificence ; cette ville dont le commerce
» s'étendait d'un bout de l'univers à l'autre,
» où toutes les nations, même les plus bar-
» bares et les plus reculées, venaient aborder
» chaque jour, Marseille est tout à coup
» abattue, dénuée de tout secours, abandonnée
» de la plupart de ses habitans.

» Cette ville enfin, dans les rues de laquelle
» on avait, il y a peu de temps, de la peine
» à passer par l'affluence extraordinaire du
» peuple qu'elle contenait, est aujourd'hui
» livrée à la solitude, au silence, à l'indigence,
» à la désolation, à la mort. Toute la France,
» toute l'Europe est en garde et est armée
» contre ses infortunés habitans, devenus
» odieux au reste des mortels. Quel étrange
» changement ! et le Seigneur fit-il jamais
» éclater sa vengeance d'une manière plus
» terrible et plus marquée » ?

Parmi les ministres de la religion qui se
dévouèrent au soulagement des malades, on
doit compter tous les religieux ; et bien que
leurs successeurs aient été jugés inutiles, et

qu'on les ait supprimés comme tels, les lois
de l'histoire ne m'imposent pas moins la
stricte obligation de leur rendre le tribut
d'éloges qu'ils méritent. Puissions-nous n'être
jamais dans le cas de regretter leurs services!

Parmi les plus zélés, on doit compter le
prélat respectable qui gouvernait l'église de
Marseille : la crainte n'en fit pas un lâche
déserteur, on ne le vit pas s'enfermer dans
son palais; et là, devenu inaccessible, faire
porter dans les paroisses, par des ministres
subalternes, ses aumônes et ses volontés. Sa
qualité de premier pasteur, ne fut à ses yeux
qu'un titre de plus pour se dévouer au salut
de son peuple. Aussi n'y eut-il point de danger
qu'il ne bravât, point de bonnes œuvres qu'il
ne fît. On le voyait dans les rues et dans les
places publiques, marchant *entre les vivans
et les morts*, laissant partout des marques
sensibles d'une charité compatissante, rem-
plissant la France et l'Angleterre même **du**
bruit de ses vertus; et méritant les éloges **de**
Pope, qui, dans son Essai sur l'Homme, le
peint se dévouant pour le salut de ses diocésains.

Lorsqu'au sein de Marseille un air contagieux
Portait l'affreuse mort sur ses rapides ailes;
Pourquoi toujours en butte à ses flèches mortelles;
Ce prélat s'exposant pour sauver son troupeau,
Marche-t-il sur les morts sans descendre au tombeau ? Ep. 4.

Son palais était environné de cadavres. Il
ne pouvait presque plus sortir sans les fouler.
« J'ai eu bien de la peine, écrivait-il à M. de
» Mailly, archevêque d'Arles, de faire tirer
» 150 cadavres à demi-pourris et rongés par

» les chiens qui étaient à l'entour de ma
» maison, et qui mettaient déjà l'infection
» chez moi ». Les ecclésiastiques qui l'accom-
pagnaient furent frappés de mort, ainsi que
ses domestiques.

« Pour comble de malheurs, le secours des
médecins manqua presque entièrement dès
les premiers jours de Septembre. M. Bertrand,
dont j'ai déjà parlé, qui réunissait les qualités
d'un habile médecin à celles d'un bon citoyen,
fut deux fois attaqué de la peste, et deux
fois il guérit. A peine ses forces commençaient
à se rétablir, qu'il courut encore donner ses
soins aux malades. Le chagrin où le plongea
la perte de sa famille, rendit une troisième
attaque si dangereuse, que pendant long-temps
il fut hors d'état de servir. On donna aussi
de justes regrets à MM. Montagnier et Peys-
sonnel, que la mort enleva, et à M. Raymond,
que l'affaiblissement de ses forces et la perte
des siens forcèrent de se retirer à la campagne;
de façon qu'il ne resta que MM. Audon et
Robert.

» La mortalité fut très-grande parmi les chirurgiens; il en mourut plus de vingt-cinq. Il
en restait quatre au commencement de Septembre, mais deux étant tombés malades,
les deux autres, effrayés de la mort de tous
leurs confrères, se retirèrent à la campagne.
Presque tous les garçons apothicaires périrent;
les maîtres, enfermés dans leurs boutiques
pour la composition des remèdes, moururent
au nombre de cinq. Quelques-uns d'entr'eux
profitant des circonstances, vendirent leurs
drogues à un prix exhorbitant, et trouvèrent

une source de richesses dans les malheurs publics.

Dans cette affreuse désolation, les échevins prièrent les officiers des galères de les assister de leurs soins et de leurs conseils. Le bon ordre que ces Messieurs avaient établi dans l'arsenal, inspirait une confiance qui fut bientôt justifiée; quand les chevaliers de Langeron, de la Roche et de Lévi eurent pris, le 21 Août, avec les échevins, le soin de veiller au traitement des malades et à la police de la ville. Il eut été bien plus sage, comme je l'ai déjà remarqué, d'établir ce conseil au commencement de la contagion, d'y admettre les médecins les plus habiles, les citoyens les plus notables, et de laisser aux militaires l'exécution de la police. Mais dans les grands dangers on conserve difficilement la présence d'esprit nécessaire pour s'arrêter au parti le plus convenable.

On commença d'abord par visiter les fosses, dont les exhalaisons entretenaient une infection dangereuse, et qui avaient été ouvertes à la fin du mois de Juillet. On y jeta encore de la chaux, afin d'absorber la putridité des cadavres qui n'étaient pas entièrement consumés, et on les couvrit de terre. Après cette opération importante, on nomma des commissaires pour les quartiers qui n'en avaient pas; et faute de laïcs, on prit des religieux. Toutes les églises, où la célébration de l'office divin entretenait une communication contagieuse entre les habitans, furent fermées; les rues nétoyées, les cadavres enlevés. On obligea les parens à porter les morts dans les rues, afin que les *corbeaux* ne fussent pas obligés d'entrer dans les maisons, où ils enlevaient tout ce qu'ils trouvaient de précieux.

On fit plusieurs autres réglemens utiles; mais il fallait les faire observer. Il fallait surtout contenir la populace, et intimider les malfaiteurs, que l'impunité presqu'inséparable de cette étrange confusion encourageait au crime. On remplit ces deux objets en faisant dresser des potences dans les places publiques.

J'ai dit ailleurs que, dans les commencemens, on avait pris les mendians de la ville pour ensevelir les morts. Ces malheureux ne resistèrent que peu de temps. Quoiqu'on donnât jusqu'à 15 francs par jour, on ne trouva personne qui voulût se charger de cette fonction dangereuse, et l'on fut obligé d'employer des forçats, auxquels on promit la liberté. Il en mourut environ quatre-vingt dans l'espace de huit jours. Ces hommes, n'étant point accoutumés à ce genre de travail, enlevaient les cadavres sans aucune précaution; ils brisaient les harnois et les roues, ne sachant ni mener les chevaux, ni conduire les tombereaux. Pour comble de malheur, on ne trouvait plus ni sellier ni charron qui voulût racommoder ces lugubres voitures. Il arriva de là que les cadavres restèrent encore entassés dans les rues, et augmentèrent la violence du fléau.

On tâcha de remédier à cet inconvénient, en chargeant des gardes à cheval de veiller sur les tombereaux et sur les forçats pour presser l'ouvrage. Comme les tombereaux ne pouvaient aller dans toutes les rues, parce

qu'il y en a de fort étroites, et que d'autres
ont une très-grande pente vers le port, les
forçats allaient prendre les morts sur des
brancards, et les transportaient aux endroits
où les voitures les attendaient. On augmenta
le nombre des tombereaux jusqu'à vingt, et
tous les habitans sans distinction furent in-
vités à contribuer à l'enlèvement des cadavres
par tous les moyens qu'ils jugeraient conve-
nables. Le besoin était urgent ; car en un jour
il mourait plus de monde qu'on n'en pouvait
enlever dans quatre : on avait à peine vidé
une rue, une place publique, que le lendemain
elles étaient encore couvertes de cadavres. On
n'eut pas de peine à sentir que la peste en-
tretenue par cette horrible infection, en de-
viendrait plus dangereuse. Le trouble et le
désordre étaient tels, qu'on jeta sur les tombereaux des hommes encore vivans.

L'éloignement des fosses était un nouvel
obstacle au prompt enlèvement des cadavres.
Il y en avait douze à la vérité ; mais elles
étaient toutes, comme de raison, hors de la
ville. Les unes avaient cent cinquante pas de
long, les autres quarante, et les plus petites
vingt. Leur largeur était de dix pieds, et la
profondeur de huit ; elles furent bientôt remplies, puisqu'il mourait à la fin d'Août et au
commencement de Septembre mille personnes
par jour.

Dans cet embarras chacun ouvrait un avis :
les uns proposaient de brûler les cadavres dans
les places publiques ; les autres d'ouvrir des
fosses dans toutes les rues, afin d'éviter la
longueur des transports : mais les conduits

rendaient ce moyen impraticable. Quelqu'un
fut d'avis de jeter de la chaux sur les morts,
et de les consumer dans les rues mêmes : mais
comment se procurer la quantité énorme de
chaux dont on aurait eu besoin? La con-
sommation des corps par ce procédé étant
d'ailleurs fort lente, ne se serait-il pas formé
dans les rues des montagnes de corps morts,
dont l'infection aurait été plus dangereuse?

Un autre expédient qu'on imagina, et qui
mérite d'être rappelé par sa singularité, fut
de prendre le plus gros vaisseau du port, de
le démâter, et le vider entièrement pour le
remplir de morts, le fermer ensuite, et l'aller
couler à fond loin de la ville ; mais sans parler
de la puanteur horrible qu'il aurait exhalée,
avant qu'on eût eu le temps de le remplir,
n'était-il pas à craindre que tous ces corps
gonflés par l'eau ne l'eussent ou soulevé ou
fait crever, et qu'ils ne fussent venus flotter
sur le rivage ou dans le port? Ce moyen fut
donc rejeté, et l'on s'arrêta au suivant qui
présentait moins d'inconvéniens.

On fit ouvrir les églises dans les quartiers
les plus éloignés des fosses, et l'on remplit
les caveaux des cadavres exposés dans les
rues. Les médecins ayant été consultés, firent
observer que, malgré les précautions qu'on
prendrait pour fermer les caveaux, et malgré
la chaux qu'on y jetterait, il en sortirait encore
des exhalaisons pestilentielles ; que, quand
même on n'aurait pas cet inconvénient à
craindre, il faudrait au moins condamner
les caveaux pour long-temps, ce qu'on ne
pouvait pas faire, attendu qu'on en avait

besoin pour ceux qui mouraient de maladies ordinaires.

Ces réflexions frappèrent M. l'évêque, qui refusa son consentement ; mais les avantages qu'on retirait de cet expédient, devenu nécessaire dans les circonstances, l'emportèrent, et l'on ouvrit par force les églises. On y fit des amas de chaux ; on y porta les morts en foule, et on en remplit tous les caveaux ; de sorte que les rues furent peu à peu délivrées de ces objets d'horreur. Mais malheureusement un vent de bise qui souffla, le 2 Septembre, ralluma le feu de la contagion, parce qu'il répercuta le venin qui s'exhalait par les pores ; car on a remarqué que la transpiration soulage les malades et les dispose à la guérison, par l'évacuation qu'elle procure. Cet accident les fit tous périr, et remplit encore la ville de morts.

On vit donc le moment où tout semblait devoir succomber. Les échevins perdaient d'un jour à l'autre le peu de monde qu'ils avaient auprès d'eux. Ils étaient sans gardes, sans valets, sans soldats ; la maladie enlevait tout : ils furent obligés d'ordonner et d'exécuter eux-mêmes. Les forçats manquaient, et les officiers des galères, en accordant les derniers, le 28 Août, avaient protesté qu'ils n'en donneraient pas d'autres.

Cependant, touchés des vives représentations qu'on leur fit, ils en accordèrent encore cent. M. Moustier, échevin, homme qui honora sa place par son zèle et son humanité, se mit à leur tête, et devint, pour ainsi dire, l'âme de ce corps si difficile à mouvoir.

4

On le voyait dans tous les quartiers, et surtout dans ceux où la contagion était la plus
envenimée ; il faisait enlever jusqu'à mille
cadavres par jour : avec cette activité, il n'y
a pas de doute qu'il n'eût bientôt délivré la
ville de tant d'objets d'horreur ; mais le nombre
de *corbeaux* diminuait sensiblement ; les uns
succombaient sous la violence du mal ; les
autres, par excès de travail ; les chevaux mouraient de lassitude ; ainsi, tout manqua à la
fois ; il n'y eut que le zèle et le courage des
magistrats qui se soutinrent toujours dans le
même degré d'activité. En moins de six jours,
les cent forçats se trouvèrent réduits à dix
ou douze ; et le 6 Septembre, il y eut encore
plus de deux mille morts exposés dans les
rues. Ainsi, l'on vit se renouveler l'affreux
spectacle de cadavres entassés les uns sur les
autres dans les places publiques.

Il était de la plus grande importance de les
inhumer, si l'on ne voulait pas mettre le reste
des habitans dans le dernier péril. Les échevins,
accompagnés de MM. Roze et Rolland, les
seuls intendans de la santé qui n'eussent pas
pris la fuite, et de plusieurs citoyens notables,
allèrent le jour même, qui était le 6 Septembre,
en corps de ville, se jeter, pour ainsi dire,
aux pieds de M. le Boutillier de Rancé, commandant des galères, pour lui représenter l'état
pitoyable de la patrie, et l'impossibilité où
l'on était de la sauver, s'il ne leur accordait pas
de nouveaux forçats, aux conditions qu'il juge-
rait à propos. M. de Rancé était un vieillard
de quatre-vingt-quinze ans, qui avait encore
pour les malheureux cette tendre sensibilité,

que l'âge et une longue fréquentation des hommes détruisent presque toujours. Ayant assemblé M. de Vaucresson, intendant des galères, et MM. les officiers généraux, il leur fit part de la demande des échevins; et il fut conclu de leur accorder ce qu'ils demandaient.

Je dois dire au sujet des orphelins, que rien n'était plus à plaindre que ces malheureux qu'on trouvait dans les maisons ou dans les rues, faisant retentir l'air de leurs cris. Personne n'avait le courage de leur donner un asile, tant par la crainte d'admettre chez soi des pestiférés, que pour ne pas partager avec des étrangers une subsistance qui ne suffisait même pas pour la famille. On les transporta à l'hôpital de Saint-Jacques de Galice et dans le couvent des frères de Lorette, devenu vacant par la mort ou par la fuite des religieux. Il y avait déjà, le 19 du mois d'Août, quatorze cents orphelins, et le nombre en devint ensuite beaucoup plus considérable. Mais comme on les transportait dans ces asiles immédiatement après les avoir tirés d'une maison, où leurs parens et ceux qui les soignaient étaient morts, ils y arrivaient pour l'ordinaire, avec les atteintes du mal qu'ils communiquaient aux autres : aussi remarque-t-on que dans les commencemens, il en mourait plus de cinquante par jour. Parmi ces enfans, il y en avait beaucoup qui étaient destinés à jouir d'une fortune considérable, mais la plupart perdirent la marque qu'on leur avait mise au bras et au cou pour les reconnaître ; et les personnes qui les surveillaient et les connaissaient étant mortes sur ces entrefaites, ils furent confondus, sous leur nom de baptême, le seul qu'ils eussent conservé entr'eux, dans la foule des enfans abandonnés, pour servir peut-être un jour de laquais chez des parens collatéraux qui, sans le savoir, avaient recueilli leur patrimoine. Une négligence à peu près semblable changea, à Gênes, en 1656, le sort de trois cents orphelins nés de parens riches.

Les échevins recommencèrent le 7 Septembre à faire enlever les morts étendus dans les rues et dans les places publiques. On divisa les forçats en quatre brigades, sous les ordres du chevalier Rose et de trois échevins : le quatrième restait à l'Hôtel de Ville pour l'expédition des affaires courantes, et ils passaient tous successivement du commandement à l'administration. Ils vinrent à bout de délivrer une seconde fois la ville de l'infection des cadavres, quoique ces victimes de la mort fussent aussi rapidement remplacées qu'enlevées.

Il ne restait plus à nétoyer que la Tourrette : c'est une grande esplanade, où il y avait, depuis quinze jours, près de deux mille morts, la plupart rongés des vers, ayant déjà leurs membres séparés par la pourriture. On ne savait trop en quels lieux les transporter, lorsque le chevalier Rose, toujours fécond en expédiens, visitant les remparts qui soutiennent cette esplanade, aux pieds desquels les flots de la mer viennent se briser, y trouva deux bastions couverts de trois pieds de terre, mais dont le dedans était creux. Il fit enlever la terre et la voûte, et vit un abîme profond capable de contenir tous ces morts. Il fit ap-

porter une grande quantité de chaux vive ; et
le lendemain, ayant pris les forçats qu'on
avait accordés depuis quelques jours, il leur
fit mettre autour de la tête un mouchoir im-
bibé de vinaigre impérial, qui leur tombait
sous le nez ; ensuite il les disposa de manière
qu'ils missent tous la main à l'œuvre dans le
même instant, sans se nuire les uns aux
autres. Quand ces dispositions furent faites,
il leur donna le signal ; et les encourageant
par son exemple autant que par ses discours,
il fit si bien, que dans moins d'un jour tous
ces cadavres furent jetés dans un des deux
bastions, et couverts de chaux.

Rien n'était plus difficile, dans ces circonstances, que d'établir une bonne administration. Les échevins, n'ayant ni gardes ni soldats, étaient presque sans autorité ; et quand
il fallait établir le bon ordre, procurer l'abondance, rappeler les officiers absens, punir
les malfaiteurs, contenir une populace toujours prête à profiter des troubles, réprimer
l'avarice de ceux qui se prévalaient des cala-
mités publiques pour s'enrichir, ils sentaient
que le pouvoir leur manquait : ainsi les malades se trouvaient sans secours, les pauvres
sans assistance, et presque toute la ville dans
le besoin.

Le Roi, instruit de la déplorable situation
de Marseille, donna, le 12 Septembre, le commandement de la ville et du terroir au bailli de
Langeron, chef d'escadre des galères, homme
de mérite, et tel qu'il le fallait dans les circonstances. Il était ferme, éclairé, n'accordait rien aux sollicitations, et ne faisait rien

par complaisance. Tous les intérêts étaient subordonnés au bien public. Avec ce caractère et ces principes, il eut bientôt changé la face de l'administration; il procura quatre cents forçats pour la propreté des rues et des places publiques. Vers la fin de Septembre, les fosses n'étant plus suffisantes pour contenir les morts, il en fit ouvrir quatre autres en différens quartiers : la plus grande avait vingt-deux toises de long sur huit de large, et quatorze pieds de profondeur.

Il fit mettre l'Hôtel-Dieu en état, et achever l'hôpital commencé près du jeu du mail. Les malades, dans l'espace de trois jours, eurent un asile et des secours. Pour procurer ces secours, il fit revenir les droguistes, qui, ayant fermé leurs magasins, s'étaient retirés à la campagne ; les apothicaires avaient épuisé leurs drogues. Il rappela aussi les notaires et les sages-femmes; les uns, parce que les malades mouraient sans tester ; les autres, parce que les femmes grosses, privées de leur assistance, succombaient dans les douleurs de l'enfantement. Il faut remarquer que celles-ci furent plus généralement attaquées de la peste que les autres.

L'ordre de rentrer dans la ville s'étendit sur les intendans de la santé et sur les officiers municipaux, qui, lâches déserteurs de la cause publique, avaient cherché leur salut dans la fuite. Forcés enfin de sortir de leur retraite, ils contribuèrent, autant qu'il fut en eux, à rétablir ce bon ordre, duquel dépendait la sûreté des particuliers, et la cessation de la disette et du fléau.

M. le Régent fit compter tous les mois une somme considérable pour la viande, et enjoignit aux intendans des autres provinces de fournir des secours proportionnés à leurs moyens. La frayeur était telle, que chaque intendant, chaque parlement s'étaient crus obligés d'interrompre toute communication avec Marseille et la Provence. Chaque ville, chaque province formait une peuplade à part. Tous les habitans étaient sous les armes pour se garder, et la France entière présentait l'appareil effrayant d'une guerre civile. Le Régent, voulant faire cesser cet état désolant, qui tendait à la ruine du commerce, de l'agriculture et de l'industrie, rétablit les communications, en les assujettissant à des lois sages qui pourraient servir de modèle en pareil cas. Le mouvement de la société reprit donc son cours ordinaire, et de toutes parts on reçut des marques de bienfaisance.

Les receveurs généraux firent au conseil du roi une soumission pour un prêt, en forme d'avance, sans aucun intérêt, de trois millions de livres payables en dix mois, sur le pied de trois cent mille livres par mois, pour l'achat et la fourniture des grains. M. de Senozan offrit avec le même désintéressement un prêt de cent mille livres, et le chevalier Bernard, de deux cent mille. Jamais argent ne fut employé avec plus d'ordre, d'exactitude et d'économie; les achats furent faits à un prix raisonnable, parce qu'on payait comptant, et les envois arrivaient au temps marqué. Les instructions données à ce sujet pourraient servir de modèle en pareil cas.

Il y a une phrase qui mérite d'être rapportée, parce qu'elle fait connaître une particularité relative à la Provence. « Les grains, y est-il » dit, doivent être fournis en pur froment, » les Provençaux étant dans l'habitude de ne » consommer que de bons blés et de ne » manger que de très-beau pain ; et comme » les grains de la récolte dernière sont presque » tous de mauvaise qualité, il est de la der- » nière conséquence d'en faire le choix avec » grande attention, sans s'arrêter au prix, » étant infiniment convenable, et même plus » prudent, de les payer au prix des plus » beaux blés, en les choisissant réellement » tels, que de s'exposer, par une économie » mal placée, à les prendre de mauvaise qua- » lité, et au plus bas prix ; parce que si l'on » n'avait pas sévèrement cette attention, il » en résulterait que bien loin que l'objet fût » considéré comme un secours, on lui attri- » buerait peut-être la cause de la continua- » tion de la maladie ». M. Law donna cent mille francs ; la plupart des villes s'empres- sèrent de seconder les vues bienfaisantes du gouvernement, et presque tous les prélats firent passer des secours en argent, indépen- damment de ce qu'ils avaient mis dans la quête ordonnée par l'assemblée générale du clergé. Enfin, il arriva de Paris et de Mont- pellier des médecins et des chirurgiens que la cour envoyait ; et MM. Chicoineau et Verny, qui s'étaient retirés à Aix, retournèrent à Marseille.

Les malheurs des Marseillais se firent en- tendre jusqu'à Rome. Le pape leur fit passer

trois mille charges de blé, et accompagna ce
bienfait de deux brefs, dont l'un contenait
les éloges justement dus à l'évêque, et l'autre
des indulgences, pour les personnes qui *donneraient à boire et à manger aux pestiférés, et à ceux qui étaient soupçonnés de
l'être, ou qui leur rendraient quelque autre
service.*

Lorsque ces secours arrivèrent à Marseille,
il y avait près d'un mois que la peste faisait
des ravages à Rive-Neuve. C'est un quartier
situé au pied de Notre-Dame-de-la-Garde,
et plus exposé que les autres au vent frais
qui vient des Alpes. Il était séparé de la ville;
au nord par le port, et au levant par une
partie de l'arsenal qui n'existe plus. Le chevalier Rose, nommé commissaire général du
quartier, y établit une si bonne police que
la maladie cessa peu après.

L'abbaye de Saint-Victor en fut entièrement préservée. Les religieux, séquestrés du
reste des hommes, conservaient avec une sollicitude inquiète des jours qu'ils auraient dû
marquer par des actes de bienfaisance et de
courage. L'abbé, M. de Matignon, répandit,
sans pourtant sortir de l'abbaye, des aumônes
abondantes sur les pauvres et les malades qui
n'avaient pas de quoi subsister. Il eût mérité
bien plus d'éloges, si, comme M. de Belzunce,
il avait donné aux malades la consolation de
voir leur bienfaiteur.

Il n'y eut pas d'endroit où la maladie fût
combattue avec plus de succès que sur les
galères. C'est là qu'on eut occasion de se
convaincre que la vigilance et le bon ordre

sont les remèdes les plus puissans contre la peste. J'ai dit ailleurs qu'à peine l'alarme commença de se répandre dans la ville, que l'on isola les galères, pour leur ôter toute communication avec les personnes du dehors; ensuite on s'occupa des moyens d'arrêter les progrés du mal, s'il venait à y pénétrer. On établit trois hôpitaux, l'un pour les pestiférés, l'autre pour les malades ordinaires, et un troisième pour servir d'entrepôt. Du moment qu'un homme tombait malade, on le transportait à celui-ci, en attendant que la maladie fût déclarée. Les médecins y faisaient huit visites par jour; ainsi, à quelque heure que le mal se déclarât, ils le surprenaient, et faisaient sur-le-champ transporter celui qui en était attaqué à l'hôpital des pestiférés, ou à l'autre, suivant la nature de la maladie. Plusieurs chaloupes destinées à partir à toutes les heures, portaient à ces deux hôpitaux les vivres et les remèdes dont ils avaient besoin. Comme celui des pestiférés n'était pas vaste, on dressa, dans la cour, des tentes, sous lesquelles on faisait passer les malades qui touchaient à leur guérison. Enfin, pour se donner encore plus d'aisance, on envoyait sur une galère, placée à une certaine distance des autres, les convalescens ou ceux qui faisaient leur quarantaine, afin qu'ils achevassent de s'y réparer. Par ces sages dispositions, les nouveaux malades trouvaient toujours des places vacantes à l'hôpital. Je les rapporte, parce qu'elles pourraient servir de modèle ou donner des idées pour établir une administration *sanitaire*. Ce qui surprendra sans doute, c'est que la peste ait pénétré dans des demeures isolées et flottantes, où il semble qu'elle n'aurait dû trouver aucun accès : mais comment l'empêcher de se glisser, quand on a besoin et de beaucoup de choses, qu'il faut tirer des lieux pestiférés, et de beaucoup d'agens, qui ne sont jamais ni assez intelligens ni assez avisés pour ne pas laisser pénétrer leur corps ou leurs habits par le poison le plus subtil qui existe. Cet inconvénient est inévitable, quand il faut employer beaucoup de gens du peuple, et surtout des matelots et des forçats.

Cependant elle n'eut pas sur les galères et à l'arsenal la même rapidité que dans la ville, et y fut combattue avec plus de succès ; car sur environ dix mille personnes, il n'y eut que treize cents malades, et il en mourut seulement sept cent soixante deux, parmi lesquels on compta plusieurs chirurgiens, un apothicaire, six aumôniers et un très-petit nombre d'officiers. La mort épargna les officiers généraux, quoiqu'on les trouvât partout où les appelaient le service du roi et le salut des subalternes.

La peste avait pénétré sur les galères le 31 Juillet 1720, et alla toujours en augmentant jusqu'au milieu de Septembre, que le nombre des malades fut de vingt-cinq à 30 par jour, et celui des morts de dix-sept. A cette époque, elle diminua jusqu'au mois de Mars 1721, qu'elle cessa entièrement.

On y compta cent soixante-dix morts dans le mois d'Août ; deux cent quatre-vingt-seize en Septembre ; cent soixante-dix-neuf en Octobre ; quatre-vingt-neuf en Novembre ; et trente-huit en Décembre ; ce qui fait en tout sept cent soixante-deux. Les mois de Janvier et de Février furent moins funestes.

Le fléau poursuivit bien plus cruellement ceux que la crainte avait chassés sur les vaisseaux ou sur les barques. Il pénétra chez eux avec les provisions qu'ils allaient prendre à terre, et y fit d'autant plus de ravages que, ne pouvant plus s'éviter, ils s'infectaient les uns les autres. Eloignés de toutes les personnes que leur situation aurait pu toucher, ils n'excitèrent aucune commisération, et ils moururent privés des secours les plus pressans. Quelques-uns se précipitèrent de désespoir dans la mer ; d'autres s'y jettèrent transportés d'un délire frénétique. On vit ensuite ces cadavres, et ceux qu'on y jetait volontairement, flotter sur les eaux, et couvrir une partie de la rade, à moitié rongés par les poissons.

La désolation ne fut pas moins grande dans les lieux écartés, où quelques familles étaient allées camper sous des tentes. L'émail d'une prairie, le voisinage d'un ruisseau, l'air pur qu'ils respiraient les avaient d'abord flattés d'une douce espérance ; mais il fallait se nourrir, et presque tous les alimens portaient l'impression du mal contagieux. Ce fut par là qu'il pénétra sous les tentes, dans les cabanes, dans les cavernes où les pauvres avaient été chercher un asile. A peine ils en éprouvèrent les premières atteintes, que la crainte de se voir abandonnés, leur fit reprendre le chemin de la ville ; l'un portait sur ses épaules un enfant mourant ; l'autre, pâle et défiguré, se traînait à peine.

Tantôt c'était une famille entière qui, par la lenteur de sa marche, annonçait les malheurs dont elle était accablée; tantôt un fils qui soutenait son père accablé par l'âge ou la maladie, un mari qui consolait sa femme expirante de fatigue. Les uns portaient leurs hardes, les autres n'avaient pas la force de les traîner, et aucun passant n'osait les aider à les charger. Ainsi les chemins étaient remplis de hardes pestiférées, de cadavres abandonnés, de malades languissans, ou de personnes prêtes à le devenir.

A la campagne, la peste enleva d'abord tous les jardiniers, parce que l'appât du gain, dans les commencemens, les avait attirés en foule à la ville. On les aurait préservés du fléau, si, au premier soupçon, on avait mis des barrières à la ville; mais on laissa sortir des hommes pestiférés, des hardes contaminées, et tout le terroir fut infecté.

La solitude, l'abandon, la disette, la privation des choses les plus nécessaires à la vie, y produisirent des maux sans nombre; on reléguait les pestiférés dans des étables, dans des greniers à foin, dans les endroits les plus sales; et encore ne le souffrait-on pas sous le même toit avec les personnes en santé, comme si tout en eux était contagieux jusqu'à leurs regards et à leurs cris. Plusieurs de ces infortunés étaient couchés à terre sur des feuilles d'arbres ou sur la paille; d'autres languissaient dans des grottes, ou dans des lieux éloignés de toute habitation. Une jeune fille fut enfermée dans une étable où on lui jetait sa nourriture par une ouverture faite exprès. Ainsi la barbarie des hommes ajoutait encore aux fureurs du fléau. On en éprouvait à peine les premières atteintes, qu'on était transporté sous un arbre, où l'on n'avait pour tout secours qu'un peu d'eau et de bouillon, donnés avec une circonspection effrayante pour le malade.

Ceux qu'on traitait le plus favorablement, on les mettait dans des cabanes couvertes de branches d'arbres ou de vieux haillons : du reste leur abandon était le même. Malgré ces précautions, le terroir se remplissait de morts et de mourans. Tantôt c'était une famille attaquée du mal en même-temps, sans qu'on pût se secourir les uns les autres ; tantôt un père qui, après avoir rendu à sa femme et à ses enfans les derniers devoirs, se voyait privé de tout ; tantôt enfin un enfant, reste infortuné d'une famille éteinte, de laquelle il avait hérité du poison qui le consumait. Au milieu de cette affliction, l'amour produisit dans quelques particuliers, ce que l'humanité seule n'aurait pu faire. Des amans désespérés s'arrachèrent des bras de leurs parens, pour aller soigner leurs amantes malades. Les soins étaient donnés et reçus avec ce tendre intérêt que le danger rendait encore plus touchant ; et après ces marques réciproques d'un sentiment, que l'approche d'une séparation cruelle semblait encore redoubler, il arrivait souvent que le même cercueil recevait et l'amant et la maîtresse.

Les parens se donnaient la sépulture les uns aux autres. Les maris creusaient la fosse de leurs femmes ; les pères celles de leurs enfans ;

et après avoir survécu à toute leur famille, ils
restaient souvent exposés eux-mêmes à la
voierie. La mort était partout si présente,
qu'à force de se reproduire sous mille formes
différentes, elle n'inspirait plus la même
terreur : on s'accoutumait, pour ainsi dire,
à la voir de sang froid. Un paysan et sa femme
restés seuls dans une maison, furent attaqués
en même-temps de la peste, et se regardèrent
comme perdus, par l'impossibilité de recevoir
aucun secours. Frappés de cette idée, le mari
creusa deux fosses avant que la maladie eût
épuisé ses forces ; ensuite, quand il sentit
approcher sa dernière heure, il fit ses adieux
à sa femme qui était un peu moins accablée,
et se traînant jusqu'à sa fosse, il se laissa
tomber, et s'enterra, pour ainsi dire, tout
vivant.

Le trait suivant est encore plus remarquable.
Une paysanne, durant sa maladie, refusa
d'être soignée par son mari, de peur de lui
communiquer la contagion. Comme elle jugea
qu'après sa mort il serait obligé de la porter
lui-même en terre, et qu'en lui rendant ce
dernier devoir, il recevrait les impressions du
mal, elle lui demanda une longue corde,
qu'elle s'attacha aux pieds quand elle vit
approcher sa dernière heure, afin qu'il pût
la traîner dans la fosse sans aucun danger pour
lui. Au milieu de ces horreurs, la campagne
se dépeupla ; des enfans moururent de faim,
après avoir perdu leurs parens ; personne
n'osait sortir de son bien pour aller dans celui
d'un autre : les fruits restés sur les arbres, et
les raisins dans les vignes, attestaient, quand

l'hiver les eut dépouillés de leurs feuilles, les ravages que la mort avait fait parmi les habitans, et la terreur qu'elle répandait parmi ceux qui vivaient encore.

Dans la plupart des hameaux et des villages du terroir, il ne resta presque personne. La maladie, en certains endroits, emporta les quatre cinquièmes de ceux qu'elle attaqua; dans d'autres, les cinq sixièmes : cependant, par l'effet des remèdes administrés à propos, on est assuré, dit-on, d'en sauver la moitié. Mais il y avait fort peu de médecins qui connussent ces remèdes; et comme la maladie prend des caractères différens, suivant les tempéramens et les saisons, il faut tant d'expérience et d'habileté pour saisir l'instant où ces remèdes peuvent être utiles, que c'est une espèce de hasard, lorsque sur vingt médecins, il s'en trouve trois ou quatre en état de suivre le traitement comme il faut. Ces différentes raisons furent cause des pertes énormes qu'essuya la campagne. Si la nature seule était capable de triompher de la contagion, son pouvoir devrait surtout se montrer dans cette classe d'hommes, en qui un tempérament vigoureux et une constitution robuste se trouvent joints à une vie sobre, à l'absence des passions qui énervent, et à un exercice continuel. Malgré ces avantages, on a senti que c'était avec le secours de l'art, qu'il fallait combattre la peste.

Rien n'était plus triste que l'état de ceux qui se garantirent de ses atteintes : ils vivaient dans des alarmes continuelles, obligés de se défier de tout ce qui les environnait. Les lettres, l'argent, le linge étaient pour eux des espèces d'ennemis, dont ils n'approchaient qu'avec crainte; la viande même et les autres alimens leur étaient suspects, et encore manquaient-ils de bois pour les faire cuire. En un mot, ainsi que la ville, le terroir semblait être devenu l'empire de la mort. Il avait perdu ses anciens agrémens; et l'on pouvait appliquer à ces temps malheureux, ce qui est dit dans l'Ancien Testament: *Tous ceux qui, auparavant, avaient la joie dans le cœur, étaient alors dans les larmes; le bruit des timballes avait cessé; les cris de joie ne s'entendaient plus; on ne buvait plus le vin en chantant des airs gais; et toutes les liqueurs agréables étaient devenues amères.*

La solitude qui régnait dans la ville n'était pas moins effrayante. L'art des médecins et la vigilance des administrateurs avaient bien arrêté l'activité du mal; mais avant qu'ils eussent pu rendre leurs soins efficaces, il l'avait presque dépeuplée; et si sur la fin de Septembre il sembla s'adoucir, c'est qu'il ne trouvait, pour ainsi dire, plus d'aliment.

Les familles étaient fort diminuées, la plupart des maisons désertes, et le peuple, effrayé de tant de malheurs, n'osait presque plus se montrer en public.

Cependant, à la fin de Septembre, on commença de voir quelques personnes dans les rues. C'étaient des malades qui, ayant échappé à la fureur de la contagion, sortaient de leur maison pour aller chercher leur subsistance. Rien n'était plus affligeant que leur aspect;

on les voyait appuyés sur un bâton, le visage pâle et défait, marchant d'un pas lent, et s'arrêtant de temps en temps pour reprendre des forces. L'un gémissait d'être resté seul d'une famille nombreuse; l'autre d'avoir perdu son frère et sa mère; ceux-ci de n'avoir pu conserver aucun de leurs enfans. Enfin, on aurait dit qu'ils cherchaient à exciter la pitié les uns des autres par le récit touchant de leurs pertes; et en les racontant, ils éprouvaient un plaisir secret d'avoir échappé au fléau le plus terrible qui puisse ravager la terre.

L'expérience qu'ils avaient acquise dans leur maladie, devint utile par l'opinion qui se répandit qu'on n'avait pas deux fois la peste. Pleins de cette idée, ils se dévouèrent avec beaucoup de succès au service des autres malades; mais, par une avidité faite pour étonner dans les circonstances présentes, ils vendirent chèrement leurs soins, eux qui avaient éprouvé les secours désintéressés d'une humanité compatissante.

C'était le temps où la contagion perdait tous les jours de sa force, parce que les chaleurs diminuaient sensiblement, et qu'il y avait une meilleure police dans la ville, moins de communications avec les malades, et une nourriture plus saine et plus abondante. Aussi, dans la plupart des pestiférés, le mal n'était pas dangereux. Les uns n'éprouvaient aucune interruption dans leurs fonctions, les autres n'avaient que quelques accès de fièvre, sans presque aucune marque extérieure de contagion; de sorte que les bubons disparaissaient presque aussitôt qu'ils étaient formés; ou bien après un certain temps, ils mûrissaient, et le venin sortait de lui-même, sans que l'on fût obligé de faire des incisions. En un mot, on pouvait se passer de remèdes et de médecins; la nature, plus forte que les premiers, et plus sage que les seconds, travaillait seule à guérir les malades. Nous devons regretter que personne n'ait fait des observations sur l'état de l'atmosphère, et ne nous ait dit si la maladie ne commença pas à s'adoucir, quand on put faire usage de figues, de raisins, de grenades, de pêches, en un mot, des fruits d'Automne, qui étant acides comme la grenade et le raisin, ou laxatifs comme la figue, doivent être excellens dans ces maladies, ainsi que la *pastèque*, qui est si commune dans le terroir de Marseille.

Ce calme fit sortir de leur retraite les habitans qui n'avaient pas encore osé paraître en public. Ils commencèrent alors à se montrer dans les rues, mais ce fut avec cette timide circonspection que produit la crainte. On ne se parlait que de loin, sans se donner ces marques extérieures d'amitié dont nos usages semblent faire une loi. On avait beau être amis ou proches parens, on ne s'abordait pour ainsi dire, qu'en étrangers et en se félicitant réciproquement d'avoir échappé au commun naufrage. Les hommes, la plupart convalescens, portaient des *bâtons de Saint-Roch*. Ils s'en servaient pour écarter les passans, de peur d'en être touchés, et surtout pour écarter les chiens que l'on croyait susceptibles de la peste. On eût pris ces gens-là pour tout autant de voyageurs nouvellement débarqués

et fatigués du chemin. Le désordre de leur
équipage, la simplicité des habits, une longue
barbe, un visage pâle et triste prêtaient beaucoup à cette illusion.

Le spectacle qu'offrirent ceux qui s'étaient
retirés à la campagne, inspira un intérêt bien
plus touchant la première fois qu'ils vinrent
à la ville, après une absence de plus de cinq
mois, pendant laquelle la maladie avait fait
tant de ravages. Ces hommes, hâlés, brûlés
par le soleil, appuyés sur de longues cannes,
les pieds poudreux, regardaient avec un éton-
nement mêlé d'horreur, cette patrie que la
mort avait changée en un affreux désert. Ils
demandaient avec une curiosité inquiète, ce
qu'étaient devenus leurs amis ? Combien de
personnes il restait d'une famille qu'ils avaient
vue si nombreuse; quel était les sort de cette
autre dont on vantait l'opulence ? ils ne ren-
contraient presque que des inconnus ; les
maisons qui étaient autrefois les plus fréquentées, ils les trouvaient désertes ; celles où
régnaient les plaisirs étaient remplies de deuil,
et ils retournaient à leurs *bastides*, remplis
de frayeur de n'avoir vu à Marseille que l'empire de la mort.

Ce spectacle attendrissait tous les cœurs,
et l'évêque profita de cette première impression, pour les pénétrer de ces sentimens religieux qui l'avaient soutenu dans sa carrière.
Il fit dresser le jour de la Toussaint, un autel
au milieu du cours; et le matin, étant sorti
du palais épiscopal, pieds nus, un flambeau
à la main, il alla dans cette posture de sup-
pliant, jusqu'à l'endroit où il voulait implorer

la miséricorde de Dieu sur cette ville désolée.
Le peuple, prosterné sur le Cours et dans
toutes les rues, d'où il pouvait voir l'autel,
fondait en larmes, tandis que ce pontife vé-
nérable offrait sa propre vie pour désarmer
la colère céleste. Le 15 Novembre, il donna
la bénédiction à toute la ville, du haut d'un
clocher, au bruit des cloches et du canon,
qui avertissaient les habitans de se mettre
en prières. Ce spectacle imposant répandit
parmi le peuple une religieuse frayeur qui
empêcha beaucoup de crimes.

La maladie ne faisait déjà plus les mêmes
ravages qu'auparavant ; mais elle avait toujours les mêmes symptômes, avec cette différence, comme je l'ai déjà dit, que les éruptions étaient plus faciles, et que beaucoup de
personnes qui en étaient attaquées guéris-
saient, au lieu qu'auparavant une mort
prompte rendait inutiles les remèdes et les
assiduités des médecins.

Cependant l'avidité rendit à la contagion
cet aliment qu'une police sévère lui ôtait, et
devint funeste à la plupart des particuliers
qui eurent des successions ; car, étant impa-
tiens de jouir, ils entraient sans précaution
dans les maisons contaminées, et trouvaient
la mort dans un riche mobilier, qui allait successivement infecter plusieurs familles. C'est
de cette manière que la plupart des voleurs
furent punis de leurs crimes. On n'aurait
jamais cru qu'il y eût tant de malfaiteurs,
dans un temps où tout prouvait la fragilité
des choses humaines et leur impuissance pour
nous rendre heureux. Ce même homme qui

avait vu périr autour de lui ses parens et ses connaissances ; qui venait d'échapper à la mort, et qui la voyait encore à ses côtés, forçait les maisons fermées, où il ne restait que des enfans, des vieillards, des malades; c'est-à-dire, des gens incapables de lui résister, enlevait l'argent, les hardes et les meubles, et souvent il avait la barbarie d'assassiner un témoin importun.

Les forçats surtout contribuèrent beaucoup à entretenir et à répandre la peste par les effets qu'ils volaient et qu'ils cachaient ; ils se revêtaient du linge et des habits qu'ils trouvaient sur les pestiférés ou dans leurs chambres, et il n'était pas rare de voir le soir avec du linge blanc, et bien vêtus, assis sur les tombereaux, à côté des cadavres, ces mêmes hommes qu'on avait vus le matin tous nus ou couverts de haillons. Dans la peste des animaux, Virgile dit que le loup même oubliait ses ruses sanguinaires. Ici l'homme, plus barbare que le loup, dérobait la peste dans des hardes qu'il vendait à bon marché aux gens du peuple; ceux-ci les vendaient aux habitans de la campagne, quelquefois même ils les gardaient dans l'espoir qu'ils les vendraient plus cher un jour; ils conservaient ainsi un foyer de contagion qui tôt ou tard devait encore la répandre.

La plupart des vols et des assassinats furent commis par des domestiques et par des personnes qui, servant dans les maisons ou dans les hôpitaux, savaient des malades même ce qu'ils avaient laissé de plus précieux chez eux; Ces crimes furent surtout multipliés à la campagne, par la liberté qu'on avait de les commettre dans des *bastides* isolées et éloignées de tout secours. Il arrivait de là qu'avec des hardes infectées, on portait la contagion dans des lieux où elle n'avait pas encore pénétré.

Pour remédier à ce désordre, le commandant défendit d'abord le transport des hardes d'une maison à l'autre ; ensuite il ordonna d'arrêter tous les inconnus qu'on trouverait dans le rues après le coucher du soleil, et les habitans qui sortiraient sans flambeau avant neuf heures. Après cette heure, il leur était enjoint de rester dans leur maison. Il y eut ordre aussi de fermer les cabarets et tous les lieux publics, et surtout les lieux de débauche où le ferment de la peste devenait plus actif.

On fit une recherche exacte des malfaiteurs et des hardes volées et recélées, tant à la ville qu'à la campagne. Les prisons furent bientôt remplies de criminels. La chambre de police établie pour juger prévôtalement, et en dernier ressort, condamna les uns à la potence, les autres aux galères ou à d'autres peines afflictives, et arrêta les crimes par ces châtimens exemplaires. Elle prit aussi connaissance des affaires civiles, dont la multiplicité devint bientôt embarrassante, à cause des successions ouvertes par la mort de tant de personnes, qui n'avaient pas eu le temps de faire leurs dernières dispositions. On nomma un commissaire pour les inventaires et un trésorier pour recevoir l'argent trouvé dans les maisons abandonnées, et dans celles dont il n'y avait point d'héritier connu.

Une des causes qui contribua beaucoup à rallumer le feu de la peste, fut l'empressement qu'on eut de s'engager dans les liens du mariage. On aurait dit que les célibataires de l'un et de l'autre sexe se croyaient obligés de réparer les pertes de leur patrie : vingt-quatre heures suffisaient pour conclure l'affaire la plus importante de la vie. Les veuves voyaient à peine leur mari descendu au tombeau, qu'elles en épousaient un autre que la mort leur enlevait bientôt après, et qui souvent était remplacé par un troisième. Les hommes, aussi malheureux dans leurs engagemens, les renouvelaient également jusqu'à trois et quatre fois. Les temples fermés depuis long-temps, ne furent presque ouverts alors que pour l'administration du mariage. Si le terme des accouchemens avait pu être abrégé, dit un auteur, on aurait bientôt vu la ville aussi peuplée qu'auparavant. La cause de cet empressement n'est pas difficile à deviner. L'homme riche, resté seul avec des enfans au berceau, comptait leur donner une mère dans sa nouvelle épouse, l'artisan et le paysan trouvaient dans la leur le soutien de leur ménage et une consolation; car rien n'était plus affreux pour eux que de rentrer dans leur ancienne demeure avec le souci d'apprêter eux-mêmes leurs alimens.

Quelquefois une fortune rapide, faite au service des malades ou de la police; une succession inattendue, des vols, des rapines tiraient du célibat ceux que la misère semblait y avoir condamnés. Enfin, combien n'y eut-il pas de personnes de l'un et de l'autre sexe, qui, par la mort de leur père, se voyant affranchies d'une autorité gênante, se hâtèrent de satisfaire leur penchant par un mariage précipité! De ces unions faites à la hâte, il résulta de très-grands maux : une épouse atteinte de la peste, sans qu'elle s'en doutât, la communiquait à son époux ; un jeune homme, nouvellement échappé à la maladie, et ayant ses plaies encore fumantes, infectait la couche nuptiale ; en un mot, il y eut une infinité de personnes en qui l'amour conjugal développa le venin pestilentiel, que des suppurations insuffisantes n'avaient ni évacué ni détruit. Pour prévenir ces désordres, l'évêque et le commandant convinrent qu'on ne donnerait la permission de se marier qu'à ceux qui apporteraient des certificats de santé. Les ravages de la peste dans le mois de Novembre ne furent bien sensibles qu'à la campagne. Les médecins de Marseille, touchés de compassion pour cette classe d'hommes que leur état condamne aux pénibles travaux de la terre, offrirent de les secourir gratuitement. Ayant divisé le terroir en quatre parties, ils allaient tous les jours dans celle que le sort leur avait assignée, et se faisaient accompagner par un chirurgien et par un garçon chirurgien, avec lesquels ils visitaient les malades, dont les capitaines de chaque quartier leur donnaient la liste. Grâces à leurs soins, et encore plus au changement de saison, la contagion diminua sensiblement dans les mois de Décembre et de Janvier ; à peine y avait-il cinq à six malades par semaine dans la ville. Le nombre en était plus grand à la campagne ; car dans le mois de Février 1721, on en porta quarante-cinq à l'hôpital, mais il en guérit la moitié.

Pour empêcher la maladie de renaître, M. de Langeron proposa de désinfecter la ville, afin que les négocians étrangers, rassurés par cette précaution, reprissent leurs anciennes communications avec Marseille. Cette proposition fut acceptée ; et pour procéder d'une manière sûre à une opération de cette importance, on commença par marquer d'une croix rouge toutes les maisons où il y avait eu des pestiférés : spectacle effrayant qui, en mettant sous les yeux du public les pertes énormes qu'on avait faites, rappelait un des plus terribles châtimens dont il soit parlé dans l'histoire sainte.

On divisa chaque paroisse en plusieurs quartiers, que l'on confia à tout autant de commissaires, sous la surveillance d'un commissaire général. Chacun d'eux avait sous ses ordres des ouvriers qu'il envoyait successivement, avec un homme de confiance, dans chaque maison contaminée, pour enlever tout ce qui était capable d'y entretenir la contagion. On jetait par les fenêtres les hardes et le linge pour les faire laver ; on brûlait ce qui ne méritait pas d'être conservé. On faisait ensuite trois fumigations dans chaque appartement : la première avec des herbes aromatiques ; la seconde avec la poudre à canon ; la dernière avec de l'arsenic et plusieurs autres drogues qu'on emploie depuis un temps immémorial au lazaret. Cependant M. de Chirac, dans un mémoire qu'il envoya, inter-

disait l'arsenic comme une chose très-dange-
reuse. Quand ces opérations étaient faites,
on mettait une ou deux couches de chaux
sur les murailles et les planchers.

On suivit les mêmes procédés pour désinfecter les maisons de campagne ; la chose
n'était pas aussi facile pour les vaisseaux qui
étaient restés dans le port. On fit transporter
dans les îles voisines de Marseille les marchandises dont ils étaient chargés pour y être
désinfectées. On y envoya aussi toutes celles
qui étaient restées dans les magasins ou dans
les maisons.

Mais comment délivrer les églises de ce
ferment contagieux qu'entretenaient tant de
cadavres entassés dans les caveaux ? Comment
purifier un air qui était sans cesse corrumpu
par les exhalaisons émanées de ces corps ? Il
n'était pas possible de songer à les consumer
avec de la chaux, et encore moins à les transporter en d'autres lieux. On prit donc le parti de
sceller les portes des tombeaux avec des cram-
pons de fer, pour empêcher qu'on ne les
ouvrît, et d'en boucher exactement les fentes
avec un ciment impénétrable, pour ne laisser
aucune issue aux émanations pestilentielles.

Une chose qui n'était pas aisée à découvrir,
c'étaient les hardes que les *corbeaux*, ou les
gens sans aveu, avaient volées dans les maisons des pestiférés. Comment découvrir ces
larcins, sur lesquels ils fondaient le bonheur
de leur vie ? Si on ne les découvrait pas,
comment pouvait-on demeurer avec sécurité
dans une ville, où l'on savait que le foyer de
la peste n'était pas encore détruit ? Le désir

de se procurer enfin cette tranquillité d'esprit, sans laquelle la vie est un tourment, réveilla l'attention des administrateurs.

On fit, à plusieurs reprises, des recherches exactes dans les caves et les réduits les plus obscurs. On vint à bout de trouver les hardes qui avaient été volées ou ramassées dans les rues, lorsque la peste déployait toute sa fureur, et on les brûla. Ce fut alors que l'on commença de fouler, d'un pied tranquille, cette terre où depuis si long-temps le plus terrible des fléaux exerçait son empire. Hélas! on ignorait qu'il allait encore reparaître, moins furieux à la vérité qu'on ne l'avait vu, parce que dans son cours il avait consumé tout ce qui lui servait d'aliment.

Ainsi, soit qu'il se fût tenu caché dans quelques hardes, qui ne furent point connues dans le temps de la désinfection; soit que quelqu'un, légèrement atteint du mal, n'osât pas le dire, de peur d'être transporté à l'hôpital; soit qu'on eût laissé introduire dans la ville des marchandises suspectes, apportées des lieux où la maladie régnait encore, plusieurs personnes en furent atteintes au mois de Février 1721, car on en porta quarante-cinq à l'hôpital; mais il en guérit la moitié.

Le mois de Mars ralluma, quoique faiblement, le feu de la contagion: ceux qui l'avaient eue légèrement, et dont les bubons n'étaient pas venus à une suppuration abondante, essuyèrent alors une nouvelle atteinte. Un chirurgien de la marine donna au bailli de Langeron un mémoire, dans lequel il soutenait qu'on avait à craindre les rechutes, 1.º pour ceux dont les bubons n'ayant été ouverts que par une simple ponction, sans aucune suppuration complette, étaient restés-fistuleux; 2.º pour ceux dont les bubons n'avaient donné qu'une légère suppuration de quelques jours, dans lesquels la glande n'avait été ni détruite ni emportée, ni pourrie par la suppuration; 3.º ceux dont le bubon n'avait point suppuré, dont la glande était encore tuméfiée, et dont la matière n'avait été divertie par aucune évacuation sensible, ni par les purgatifs; et il fit voir que dans ces trois cas, la maladie pouvait renaître dans les mêmes sujets.

Ce mémoire fut remis à M. Deidier, qui, en l'absence de M. Chicoineau, se trouvait à la tête des médecins. Il répondit que les humeurs des malades ayant souffert, dans les trois cas ci-dessus énoncés, une fermentation par la fièvre pestilentielle, le ferment était détruit et ne pouvait plus renaître. On voit qu'il supposait ce qui était en question; car comment faire croire qu'une suppuration insuffisante, ou une fermentation légère, détruisait le venin? L'expérience prouvait le contraire.

Dans le courant du mois de Mars, on reçut à l'hôpital du Mail cent vingt-sept malades de la ville, dont huit moururent, et soixante-sept de la campagne, dont dix seulement échappèrent. Ils ne furent malades, dit-on, que par des rechutes moins dangereuses que les premières attaques, et par conséquent moins contagieuses; cependant ils n'étaient exempts ni de danger ni de contagion, puisque plusieurs en moururent, et que d'autres prirent le mal.

On crut prévenir les effets de ces rechutes, en invitant les personnes qui avaient quelques restes de maladie à le déclarer. Pour les y déterminer plus efficacement, on offrit aux pauvres de les faire traiter aux dépens de la ville, et l'on promit aux riches qu'on les laisserait dans leurs maisons, au lieu de les transporter à l'hôpital. Cet avis produisit son effet, tous les malades furent connus; et l'on établit un si bon ordre, que la contagion perdit presque toute sa force. Cependant au mois d'Avril, elle peupla encore l'hôpital de dix-neuf malades de la ville, dont treize moururent; et de soixante-cinq du terroir, dont il n'y eut que huit qui guérirent. Cette diminution dans le nombre des malades, ranima tellement la confiance du peuple, que le jour de Pâques, ne pouvant plus réprimer les mouvemens de son zèle religieux, il enfonça les portes des églises, pour y faire célébrer le culte. L'évêque ne put prévenir les dangers de cette affluence, qu'en faisant dresser au milieu du Cours un autel où il dit la messe les deux dernières fêtes. Les dimanches suivans, il la dit, tantôt dans une place, tantôt dans une autre, transportant ainsi l'autel, comme autrefois on transportait l'arche sainte des Israélites, dans les temps de calamité.

Une nouvelle preuve que la contagion touchait à sa fin, c'est que les maladies ordinaires, qui avaient cessé, reprirent leurs cours; il parut même des érysipèles épidémiques, qu'on regarda comme une suite de la peste; car les médecins assurent que, dans son déclin, elle dégénère toujours en fièvre maligne, en petite vérole, en rougeole, et en d'autres maladies de cette espèce, qui occasionnent des éruptions cutanées. Celles qui régnèrent à Marseille, furent si peu dangereuses, que personne n'en mourut.

Le mois de Mai 1721 vit disparaître les alarmes, et ramena le calme avec les beaux jours du Printemps. Les rues furent peuplées de plus de monde ; les femmes même sortirent de leurs retraites, et animèrent par leur présence, les promenades publiques, que la peste avait changées en désert. Les assemblées furent ouvertes ; les parens et les amis se virent familièrement, et se livrèrent à ces transports de joie qu'on éprouve, lorsqu'on se rencontre après un grand péril. Contens d'être arrivés au port, ils ne regardaient plus les débris dont la mer était couverte : le plaisir de se revoir et de s'embrasser remplissait leur âme ; et si, à l'empressement de se le témoigner, il se mêlait quelquefois le souvenir de leurs pertes, c'était pour mieux sentir le bonheur d'y avoir survécu.

Les habitans, que la crainte avait chassés de la ville, venaient grossir tous les jours le nombre de ces hommes si satisfaits de se revoir ; mais leur joie n'était pas aussi pure que celle des autres ; elle était troublée à l'aspect de ces traces de dévastation, de ces empreintes de mort auxquelles leurs yeux n'étaient pas accoutumés. Le mouvement que la ville paraissait reprendre, ne ressemblait point au mouvement d'un corps qu'ils avaient laissé brillant de santé et de force ; c'étaient les agitations d'un malade à peine convalescent ;

et cet état ne pouvait les frapper que dou-loureusement, eux qui n'avaient vu leur patrie que florissante, et non dans les horreurs de la désolation. Ces maisons qu'ils avaient fréquentées ne leur présentaient plus leurs anciennes connaissances; ces jardins, que la présence de leurs amis rendait si agréables, étaient abandonnés; ces lieux où ils avaient reçu les embrassemens de leurs parens, n'of-fraient qu'un spectacle d'horreur. Ainsi la tristesse réprima bientôt les transports de joie qu'ils avaient éprouvés.

Ce fut bien pis quand on sut, à la fin de Juin, que vingt personnes, dans l'espace de quatre jours, avaient été frappées de maladie. On s'imagina que les chaleurs de l'Eté allaient rallumer la peste; et déjà l'on se disposait à quitter la ville, lorsque les médecins ramenèrent la confiance, en déclarant que ces malades n'étaient point atteints du mal contagieux.

Cette déclaration était bien propre à tran-quilliser les esprits, pour le moment présent; mais qui pouvait assurer que la peste ne couvait pas dans les hardes? Que cet ennemi caché, qui s'attache à presque tous les objets qu'il a une fois contaminés, n'existait pas encore dans les églises où l'on avait enterré les morts, dans les appartemens, sur les vaisseaux; en un mot, dans tous les lieux où il avait immolé tant de victimes? Qui pouvait promettre qu'il ne se réveillerait pas au mo-ment qu'on s'y attendrait le moins; et que, semblable à l'ange exterminateur, il ne ferait pas briller le glaive de la mort sur les têtes qu'il n'avait point encore frappées? Il fallait donc, pour ainsi dire, le forcer jusque dans les moindres réduits, et s'assurer que l'air qu'on respirait n'était plus infecté de son souffle.

M. de Langeron proposa de désinfecter encore la ville, puisque depuis la désinfection qui avait été faite au mois de Janvier précédent, la peste avait recommencé. Cette proposition fut renvoyée à l'examen d'une assemblée des députés du commerce et d'un certain nombre de négocians qui, après avoir pesé les avantages et les inconvéniens, décidèrent que ceux-ci l'emportaient de beaucoup sur les autres, et qu'il serait ruineux pour le commerce de recommencer cette opération. D'ailleurs, disaient-ils, elle est inutile. L'entière cessation de la peste a été fixée au 21 Août : depuis cette époque, le mouvement du commerce, quelque faible qu'il soit encore, a fait passer d'une main à l'autre beaucoup de marchandises de toute espèce ; les meubles, les hardes du petit peuple ont été transportés d'une maison à l'autre, à la Saint-Michel, qui est l'époque des déménagemens, sans que ces changemens aient fait paraître aucun nouveau signe de mal contagieux : pourquoi ferions-nous une autre désinfection générale, qui ne servirait qu'à donner des soupçons et des inquiétudes sur la salubrité de la ville ? Ajoutons à cela les pertes qui en résulteraient pour les négocians en particulier, et pour le commerce en général. Dans le plan de cette désinfection, on propose de faire faire à chacun la déclaration de la quantité et de la qualité des marchandises qu'il a dans ses magasins, et de les faire porter hors de la ville, dans un lieu assez vaste pour les contenir toutes, et pour être mises à l'*évent*.

Mais est-il prudent de révéler les facultés de chaque négociant ? Le secret est l'âme des affaires, et particulièrement dans le commerce. Sur lui repose souvent le crédit d'un homme qui fait mouvoir une grande machine, et qui serait forcé de l'abandonner, si l'on mettait au grand jour les fragiles appuis de la confiance qu'on lui témoigne. Qui peut calculer toutes les spéculations ruineuses pour le vendeur, et même pour la place de Marseille ? Que feraient des hommes adroits, s'ils savaient l'espèce et la quantité de marchandises que possède un négociant dont ils sont les ennemis ou les rivaux, et qu'ils sauraient être dans la nécessité de vendre ? De combien de manières les étrangers ne chercheraient-ils pas à nous tromper, si une fois ils avaient une connaissance exacte de nos ressources ; si nous déchirions nous-mêmes le voile, derrière lequel le génie du commerce est obligé de se cacher, pour donner la vie et le mouvement à un grand empire, et l'on peut dire même à l'univers ? De ces raisons, l'assemblée passa à celles qui naîtraient du mélange et de la confusion qui se mettraient nécessairement dans tant de sortes de marchandises, dont il y aurait un si grand nombre de propriétaires. Plusieurs de ces marchandises, quoique de la même espèce, étaient différenciées entre elles par des nuances si difficiles à distinguer, que les hommes employés à la purge risqueraient de les mêler. Ils citaient, en preuve de ces assertions, vingt-cinq sortes de soie, dont plusieurs étaient si ressemblantes entre elles, que les connaisseurs même pouvaient les confondre ; ils citaient aussi les laines de chevron de Perse, le fil de poil de chèvre ; vingt-cinq autres sortes de laine, et la variété des cotons filés. On voit, par le mémoire, qu'il y avait au moins, à Marseille, pour la valeur de quinze millions de marchandises susceptibles de contagion, et quatre mille quintaux de laine toute prête à être employée. De ces raisons, et de plusieurs autres non moins solides, l'assemblée conclut à ce que la seconde désinfection n'eût pas lieu, ce qui fut adopté. L'événement prouva que les négocians avaient bien jugé de l'état de la ville ; car depuis la fin du mois d'Août, il n'y eût plus aucun malade, la peste ayant entièrement cessé à cette époque, après avoir emporté, depuis le commencement de Juillet 1720, jusqu'au mois d'Août 1721, quarante mille personnes dans la ville, et dix mille à la campagne. Ainsi finit cette terrible maladie, dont on peut dire :

Vastavitque vias, exhausit civibus urbem.

PESTE DE MONTPELLIER, EN 1629.

On est effrayé quand on pense aux maux dont l'humanité est affligée à certaines époques ; comme s'il était dans l'ordre de la Providence, que le physique et le moral concourussent de temps en temps à punir l'homme de ses égaremens. Du côté du physique, les inondations, les tremblemens de terre, les grands froids, les chaleurs excessives, une sécheresse brûlante, des maladies épidémiques l'affligent souvent, sans qu'il puisse s'y soustraire; du côté du moral, les fausses lumières et l'ignorance causent quelquefois de plus grands maux encore, parce qu'elles dérangent pour long-temps l'ordre établi, et que des générations entières sont tourmentées et presque détruites au milieu de cette confusion, avant qu'il y ait un nouvel ordre de choses. C'est ainsi que la doctrine de Luther et de Calvin mit une grande partie de l'Europe en feu, et menaça de bouleverser l'autre, parce qu'elle attaqua les principes antiques et religieux sur lesquels étaient fondés l'ordre social et les mœurs.

Les provinces méridionales de la France se signalèrent surtout par la fureur des deux partis; et c'est au désordre qu'occasionnèrent les guerres civiles, qu'on doit attribuer la propagation d'une maladie qui profite de la plus petite négligence pour ravager tout un pays: aussi éclatait-elle tantôt dans une ville et tantôt dans une autre, voyageant avec les troupes, se glissant avec les fuyards, et ne donnant à aucune municipalité le temps de la prévenir ou de l'arrêter.

Elle fut portée de Toulouse à Montpellier, au mois de Juillet 1629, par un capucin qui avait quatre charbons aux jambes et deux bubons, l'un à l'aine et l'autre sous l'aisselle. Les médecins et les chirurgiens disputèrent, suivant l'usage, sur la nature de la maladie. La mort prompte du malade donna du poids à l'avis de ceux qui soutenaient que c'était la peste, sans pourtant terminer la question; car deux jours après, un autre particulier étant mort avec les mêmes symptômes, la dispute recommença. La peste suivit son cours et attaqua une vingtaine de personnes, dont on cacha avec grand soin la maladie: ce qui n'empêcha pas les officiers municipaux, à la tête desquels se trouvait le médecin Ranchin, de prendre quelques précautions pour en arrêter les progrès.

En effet, durant quelques jours, on n'entendit parler d'aucun accident. Le cardinal de Richelieu arriva à Montpellier dans ces entrefaites; le Roi vint ensuite avec une cour nombreuse et une division de l'armée qui faisait la guerre aux calvinistes. Il est à peine arrivé, que le mal qui couvait secrètement éclate dans plusieurs quartiers, et répand la terreur dans toute la ville. Le Roi s'enfuit, l'armée défile; les habitans éperdus font leur bagage; les uns le chargent sur des charrettes, les autres le portent sur leurs épaules; et les chemins se couvrent de fuyards qui ne sont pas assurés de trouver un asile, excepté ceux qui ont des maisons de campagne ou des parens dans les villages voisins.

Les consuls, revenus de leur première frayeur, s'occupent sérieusement du salut de la ville; mais au premier examen qu'ils font de leurs ressources, ils s'aperçoivent qu'ils n'en ont aucune. Ils se procurent, par des emprunts ou par des taxes extraordinaires, une somme d'environ vingt mille francs, et font un achat de deux mille septiers de blé; ensuite ils établissent une police aussi bonne

que les circonstances peuvent le permettre,
et créent un conseil de santé dont tous les
membres s'enfuirent successivement de peur
de prendre le mal, de manière qu'il ne resta
que les cinq consuls. Il fallait donc remplacer
les autres; mais ils ne furent jamais nombreux.

Ce qu'on fit de mieux, ce fût de transporter les malades hors de la ville; car rien
n'est plus nécessaire dans cette maladie, que
l'air libre et pur de la campagne. Cependant,
quelque utile que soit cette pratique, elle ne
peut avoir lieu que dans une petite ville, et
sous un climat tempéré; il serait impossible
de servir quinze ou vingt mille malades dis-
persés dans des cabanes, sans compter qu'ils
mourraient de froid dans l'Automne ou en
Hiver, quand les pluies et la neige change-
raient la température de l'air. D'ailleurs, il
est à craindre, même en Eté, que le serein
et la fraîcheur de la nuit n'augmentent la
maladie en arrêtant la transpiration, qui est
un des grands moyens dont la nature se sert
pour chasser le venin pestilentiel. Ainsi l'on
doit en général renoncer, parmi nous, à loger
les pestiférés en plein air, à cause de l'in-
constance et de l'inclémence du climat : il
vaut mieux construire, hors de la ville, des
lazarets qui procureront les mêmes avantages,
sans exposer aux mêmes inconvéniens.

Cette peste n'avait pas tout à fait les mêmes
caractères que les autres. Les premiers coups
portaient à la tête, et les douleurs étaient
vives; l'insomnie les accompagnait; le délire
et la léthargie les suivaient.

Tous les membres se ressentaient de cet

état de la tête : une lassitude étonnante arrêtait les mouvemens du corps. Cependant le pouls, dans les commencemens, n'avait rien d'irrégulier : mais il dégénérait ensuite, devenait petit, faible, fréquent, inégal ; et ce dérangement augmentait suivant les progrès du mal.

Le venin se répandait dans les autres parties du corps et s'y multipliait, ou bien il y prenait divers caractères, suivant leur tissu. On avait une soif ardente, des maux de cœur continuels, des vomissemens et le dégoût ; les intestins ne vidaient que des matières bilieuses et souvent vermineuses.

Tandis que ces accidens agitaient les parties internes, les dehors du corps offraient partout des signes funestes. La chaleur était presque insensible ; les sueurs étaient fréquentes et petites ; les yeux, par leur rougeur, annonçaient les désordres du cerveau ; les taches pourprées, les exanthèmes, les aphtes, les charbons, les bubons étaient presque toujours les avant-coureurs de la mort. On a vu ailleurs, que les vols étaient fréquens en temps de peste : à Montpellier, il y eut un autre genre de friponnerie qui mérite d'être cité. Les gens qui servaient les malades s'entendaient entre eux pour faire faire réciproquement des testamens en leur faveur. Ainsi, on a beau voir la mort à ses côtés, on ne s'occupe pas moins de l'avenir.

Le fort de la maladie fut dans les mois d'Octobre, Novembre et Décembre. Elle dura, en s'affaiblissant par degrés, jusqu'au mois d'Avril, et emporta quatre à cinq mille âmes ;

c'est-à-dire, presque la moitié des habitans restés à la ville. On compte parmi les morts la plupart des prêtres, des religieux et des chirurgiens employés au service des malades. La désinfection se fit dans le mois d'Avril; et les habitans qui avaient pris la fuite retournèrent dans la ville.

On aperçoit, dans la conduite de la municipalité, un certain plan d'administration; mais il s'en faut bien qu'il fût porté au point où il devait être. Il est étonnant, par exemple, que le régiment de Picardie, qui était alors à Montpellier, y fût logé chez les particuliers; qu'il y restât jusqu'au mois de Novembre, et qu'il en partît pour aller en Provence, sans avoir fait quarantaine hors de la ville. Il ne faut donc pas être surpris qu'avec tant de négligence de la part du gouvernement et des administrations, la peste emportât la moitié de la population dans un pays qu'elle ravageait. Elle désolait alors presque tout le Languedoc et la Provence.

AVIS

Sur les Moyens de prévenir la Contagion et d'en arrêter les progrès.

18 Avril 1812.

LE MINISTRE DE L'INTÉRIEUR, dès le 4 Juillet 1805, appela l'attention de MM. les Préfets sur la nécessité d'employer les fumigations d'acides minéraux comme *seul vrai préservatif éprouvé contre la contagion*, dont l'efficacité était démontrée par une longue expérience et reconnue par toutes les sociétés savantes. Depuis cette époque, les procédés ont été décrits et développés dans les éditions successives du Traité de la désinfection de l'air; dans les Instructions des conseils de santé, des médecins en chef des armées. Les observations des succès qu'on en a obtenus, ont été publiées dans les recueils périodiques, tels que les Annales de chimie, la Bibliothèque médicale, etc., et par extraits dans quelques journaux. Ces ouvrages ne se trouvant pas entre les mains de tous ceux qui seraient dans le cas de les consulter, on a pensé qu'il pourrait être utile d'y suppléer par une notice très-courte des procédés, et néanmoins suffisante pour en diriger l'application.

Flacons portatifs désinfectans. Ces flacons se trouvent tous préparés dans plusieurs pharmacies et chez quelques ingénieurs en instrumens. Il suffit de les ouvrir pendant quelques minutes, pour donner issue au gaz désinfectant et préservatif. Lorsqu'après un usage répété, ils n'en fournissent plus, on les rétablit dans leur première force en y remettant pour la valeur de quelques centimes de sel marin, d'oxide de manganèse et d'acide sulfurique (huile de vitriol du commerce). Les officiers de santé, obligés de fréquenter les hôpitaux, les prisons, etc., devraient toujours en être munis pour leur propre sûreté.

Les appareils permanens de désinfection sont destinés à servir plus long-temps et à produire de plus grands effets; il s'en trouve également de tous faits dans les grandes pharmacies et chez les ingénieurs (1), qui livrent en même-temps un imprimé sur la manière de s'en servir et de leur rendre toute leur activité. Ces appareils peuvent suffire dans des chambres où il n'y a qu'un petit nombre de malades, et même servir plusieurs années, lorsqu'il n'y a ni épidémie ni fièvre contagieuse qui oblige de les ouvrir tous les jours, ou même plusieurs fois par jour. La facilité avec laquelle on élève et on abaisse l'obturateur, au moyen d'une vis, en rend l'usage très-commode.

Les fumigations en vaisseaux ouverts ont une destination d'un plus grand intérêt; car, comme l'ont très-bien remarqué M. *Alibert*, dans son Traité des fièvres pernicieuses, MM. *Geoffroy* et *Nysten*, dans le Compte rendu en 1809 par la commission envoyée à Limoges, et sur la ligne de passage des prisonniers

---

(1) M. *Dumotiez*, rue du Jardinet, n.° 12, en fait journellement des envois.

espagnols, M. *Estribaud*, dans son Mémoire sur leur traitement à Carcassonne, et MM. *Thénard* et *Clnzel*, dans leur Rapport sur les préservatifs employés dans l'île de Walcheren, ce serait s'abuser que de croire que de simples appareils, tels que ceux précédemment indiqués, puissent désinfecter de vastes salles où les malades sont encombrés, où ils arrivent déjà la plupart atteints au dernier degré, où les miasmes contagieux se renouvellent et s'accumulent à tous les instans.

Il est donc nécessaire de recourir, dans ce cas, à de grandes fumigations en vaisseaux ouverts. Heureusement ce sont celles qu'il est le plus aisé de pratiquer sans préparation et aux moindres frais, au moment du besoin. La seule distinction à observer dans les procédés, indépendamment des proportions relatives à la grandeur de l'espace, est celle que commande la différence des salles vuides et des salles actuellement occupées.

1.º S'agit-il de purifier, par exemple, une salle de 13 mètres sur 6, 5 (40 pieds de longueur sur vingt de largeur), dans laquelle auront séjourné des malades, et qui sera complétement évacuée ? On met dans une grande capsule ou autre vase de terre, un mélange composé de

	Décagr.	Onces.	
Sel commun	5o.	10.	
Oxide noir de manganèse, en poudre. .	6.	2.	environ.
Le vase mis en place, on y verse,			
acide sulfurique	25.	8.	

On ferme les portes et fenêtres, et l'on ne rentre qu'après dix ou douze heures.

On conçoit que ces doses doivent être réduites ou augmentées en proportion de l'espace à désinfecter, ou même, à un certain point, à raison de l'intensité de l'infection, ou du caractère plus ou moins grave de la contagion.

L'acide sulfurique est connu dans le commerce sous le nom d'*huile de vitriol*.

L'oxide de manganèse se trouve dans les pharmacies et chez tous les droguistes, qui le fournissent en pierre aux verreries, aux potiers de terre vernissée, etc.; il suffit qu'il soit grossièrement pulvérisé. Si l'on ne pouvait se procurer à temps ce minéral, les fumigations faites avec le sel commun et l'acide sulfurique ne devraient pas pour cela être négligées; leur action serait seulement moins prompte et moins énergique.

2.⁰ Dans les salles actuellement remplies de malades et fréquentées par les gens de service, on prévient tout excès qui pourrait les incommoder, en rendant successif le dégagement du gaz désinfectant, sauf à répéter les opérations pour arriver au point de saturation des émanations contagieuses. Il suffit pour cela de régler plus exactement les doses du mélange de sel et de maganèse que l'on met dans les capsules, et de ne verser dessus l'acide sulfurique qu'après l'avoir étendu de partie égale d'eau. (Ce mélange d'acide et d'eau doit être fait d'avance et par parties, d'intervalle en intervalle, pour éviter une accumulation subite de chaleur qui pourrait briser les vaisseaux).

Si l'on était embarrassé pour régler les doses, on pourrait adopter la méthode introduite par M. le professeur *Chaussier* dans plusieurs grands hospices. Elle consiste à promener dans les salles une capsule dans laquelle on a mis le mélange de sel et de manganèse. Un homme de service la porte d'une main fixée sur un support; il tient dans l'autre un flacon contenant l'acide sulfurique, délayé, dont il verse de temps en temps quelques gouttes dans la capsule. La sensation qu'il en reçoit lui fait juger sûrement quand les vapeurs se ralentissent et quand elles commencent à être en excès.

On avait d'abord employé le feu dans ces opérations; il est reconnu qu'elles se font tout aussi bien à froid, et qu'en plaçant la capsule sur un réchaud, ce que l'on gagnerait par une décomposition plus complète des matières, ne pouvait entrer en compensation des embarras qui en résulteraient.

Dans les cas d'épidémie, on pourra purifier les lieux ouverts, comme jardins et cours d'hôpitaux et des prisons, en brûlant, pendant la nuit, du soufre, placé dans des capsules de terre ou poterie dure.

FIN.

TABLE.

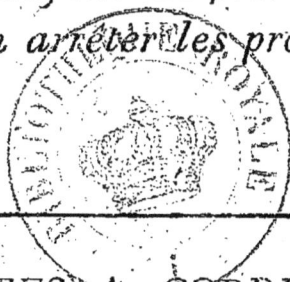

FAUTES A CORRIGER.

Page 1, ligne 16 : Leyde, *lisez* Seyde.
Page 23, ligne 30 : dans son second période, *lisez* dans sa seconde période.

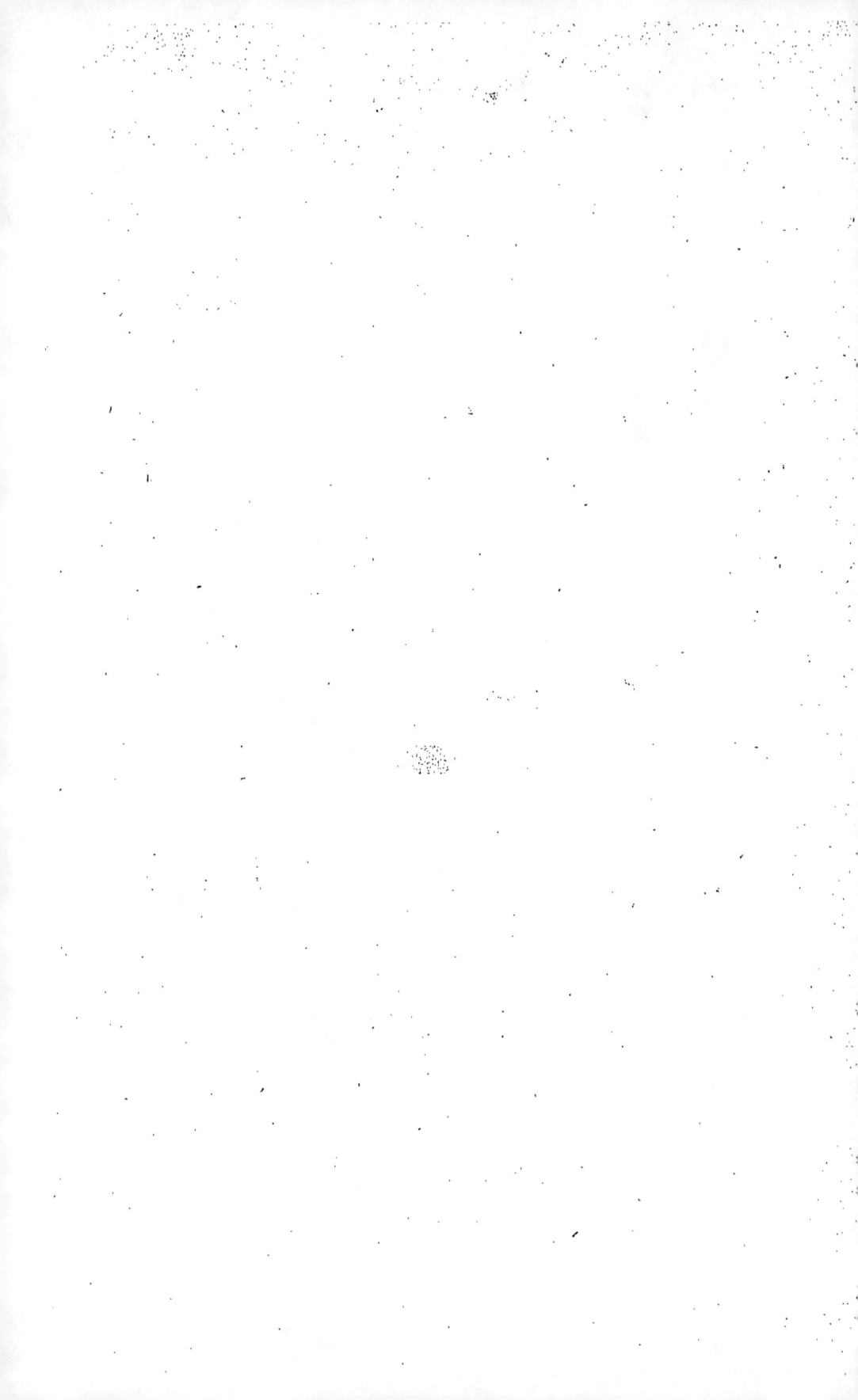

www.ingramcontent.com/pod-product-compliance
Lightning Source LLC
Chambersburg PA
CBHW032325210326
41519CB00058B/6090